VIVRE avec les
allergies alimentaires

UN GUIDE COMPLET POUR COMPRENDRE ET PRÉVENIR
LES RÉACTIONS ALLERGIQUES

CLAIRE DUFRESNE, B. Sc. inf.

VIVRE avec les
allergies alimentaires

UN GUIDE COMPLET POUR COMPRENDRE ET PRÉVENIR
LES RÉACTIONS ALLERGIQUES

Les Éditions
LA PRESSE

LES ÉDITIONS
LA PRESSE

Président
André Provencher

Les Éditions La Presse
7, rue Saint-Jacques
Montréal (Québec)
H2Y 1K9
514 285-4428

L'éditeur bénéficie du soutien de la Société de développement des entreprises culturelles du Québec (SODEC) pour son programme d'édition et pour ses activités de promotion.

L'éditeur remercie le gouvernement du Québec de l'aide financière accordée à l'édition de cet ouvrage par l'entremise du Programme de crédit d'impôt pour l'édition de livres, administré par la SODEC.

Nous reconnaissons l'aide financière du gouvernement du Canada par l'entremise du Programme d'aide au développement de l'industrie de l'édition (PADIÉ) pour nos activités d'édition.

Catalogage avant publication de Bibliothèque et Archives nationales du Québec et Bibliothèque et Archives Canada

Dufresne, Claire
Vivre avec des allergies alimentaires:
un guide complet pour comprendre et prévenir les réactions allergiques

Comprend des réf. bibliogr.
ISBN 978-2-923681-02-3

1. Allergie alimentaire - Ouvrages de vulgarisation.
2. Allergie alimentaire - Prévention. 3. Aliments - Étiquetage. I. Titre.

RC596.D83 2009
616.97'5   C2009-940530-X

Directeur de l'édition
Martin Balthazar

Éditrice déléguée
Sylvie Latour

Conception de la couverture
Julie St-Laurent

Illustrations de la couverture
Cyclone Design Communications

Infographie
Isabel Liberatore

Réviseure
Sophie Sainte-Marie

Dépôt légal – 2e trimestre 2009
ISBN 978-2-923681-02-3

Imprimé et relié au Canada

Pour Olivier, Félix-Antoine et Justine

Les allergies alimentaires ne doivent pas être prises au tragique ni à la légère. Elles doivent être prises au sérieux !

TABLE DES MATIÈRES

AVANT-PROPOS

On conviendra que, pour la plupart des gens, le phénomène des allergies alimentaires est relativement récent. Ce n'est en effet que depuis une vingtaine d'années que nous avons vu apparaître de plus en plus de nouveaux cas d'allergies alimentaires. Cela explique en partie la raison pour laquelle beaucoup de recommandations, d'approches diagnostiques et thérapeutiques ne parviennent pas toujours à faire consensus dans la communauté médicale. Il existe encore beaucoup de zones grises et de territoires inexplorés qui tardent à nous dévoiler leurs secrets et à nous aider à mieux comprendre les réactions allergiques. Pourquoi une personne réagit-elle violemment à d'infimes quantités d'un aliment alors qu'une autre ne fera qu'une réaction cutanée? Pourquoi un enfant conservera-t-il son allergie au lait toute sa vie alors qu'un autre s'en débarrassera à 3 ans? Pourquoi être allergique à la moutarde et non aux crevettes? Paradoxalement, il n'y a jamais eu autant d'études qui tentent de nous éclairer et de fournir des réponses à toutes ces questions. Le monde de l'allergie et de l'anaphylaxie alimentaires est en effervescence. Il semble que plus on en connaît sur les allergies et l'anaphylaxie, plus il y a de nouvelles questions qui émergent et qui restent sans réponses. Chose certaine, les connaissances évoluent à vitesse grand V et, bien que la démarche qui a accompagné l'écriture de ce livre ait été très rigoureuse, il est difficile de prétendre que l'information est complète. Les renseignements contenus dans ce livre devront être modifiés en fonction des résultats de futurs travaux. J'invite les lecteurs allergiques à valider ces renseignements auprès de leur spécialiste en allergie et à faire équipe avec lui dans tous leurs choix d'interventions.

Pour avoir participé à l'élaboration de prises de position, écrit de nombreux articles à saveur populaire et débattu de nombreuses controverses avec des collègues et spécialistes du domaine des allergies, je sais pertinemment qu'il est impossible de fournir de l'information qui aura l'assentiment de toute la communauté scientifique qui se penche sur les allergies et l'anaphylaxie. J'ai toutefois l'intime conviction que plus une personne possède d'information, plus elle est en mesure de faire des choix éclairés et de s'ajuster à une situation de vie difficile, et recevoir un diagnostic d'allergie alimentaire est sans contredit une situation difficile. C'est cette conviction qui a motivé l'écriture de ce livre. J'aimerais que les personnes allergiques et que toutes les personnes et professionnels qui auront à les côtoyer puissent y puiser le maximum d'information afin de les aider à s'ajuster aux exigences imposées par leur condition.

J'ai été mise en contact avec les allergies alimentaires au début de 1992, alors que notre premier-né avait 2 ou 3 mois. Même si j'avais un diplôme en sciences infirmières, j'ignorais tout à ce sujet et j'étais sans ressources dans ce domaine. À cette époque, les sujets des allergies alimentaires et de l'anaphylaxie n'avaient jamais été abordés (ou si peu) dans le programme de formation des infirmières. J'avais choisi d'allaiter mon bébé, convaincue des bienfaits que cela pouvait présenter pour un nourrisson. J'ai commencé à réaliser que quelque chose d'anormal se passait lorsque mon conjoint et moi avons décidé de sortir au restaurant et de substituer le lait maternel par du lait maternisé. Quelques heures après lui avoir offert le biberon de remplacement, notre fils s'est mis à vomir, que dis-je, à expulser avec une force insoupçonnée tout le contenu de son estomac! Avant de bien comprendre ce qui lui était arrivé, le pédiatre a semblé aussi dépourvu que nous, et cet épisode s'est malheureusement répété à quelques reprises. Inutile de vous dire que le pire souvenir que nous gardons de ces événements est celui d'un bébé qui, après avoir réagi si violemment à du lait maternisé, se retrouvait complètement abandonné dans les bras de son papa, sans tonus musculaire, réagissant à peine à nos stimulations. Nous étions désemparés et envahis par une immense inquiétude, difficile à décrire.

Après de nombreux appels et beaucoup d'insistance, notre pédiatre nous a dirigés vers un allergologue qui a confirmé le diagnostic d'allergie au lait. Bien que nous ayons été troublés par cette annonce, il est presque gênant d'avouer que nous avons aussi été soulagés de pouvoir enfin mettre un nom sur le problème qui nous causait tant d'inquiétude.

Plus tard, après avoir vécu une très mauvaise expérience avec une gardienne qui avait fait manger un yogourt à mon fils – elle ignorait que le yogourt contenait du lait ! –, il est devenu hors de question d'en confier la garde à qui que ce soit ! J'ai donc choisi de quitter le marché du travail et de rester à la maison avec mes enfants.

En 1994, j'ai appris l'existence d'une association qui avait pour mission de soutenir les parents d'enfants allergiques à des aliments, l'Association québécoise des allergies alimentaires (AQAA). J'ai décidé d'offrir mes services comme bénévole. Un ami médecin a accepté de faire, à ma demande, une recherche de publications scientifiques traitant des allergies alimentaires. Je me suis mise à lire tout ce que j'ai pu trouver sur le sujet : une quarantaine de publications. De fil en aiguille, plusieurs bénévoles ont joint l'AQAA et nous avons formé un comité scientifique composé de professionnels de la santé touchés personnellement ou professionnellement par les allergies alimentaires.

J'ai travaillé 13 ans au sein de l'AQAA, dont une dizaine d'années à titre de directrice générale. J'ai été le témoin privilégié de l'émergence sociale du phénomène des allergies alimentaires. Avec mes collègues, nous avons répondu à des milliers d'appels et de demandes d'information de personnes affectées directement et indirectement par des allergies. Nous avons fièrement contribué à faire connaître ce problème, à développer des outils éducatifs pour les services de garde, les écoles et les restaurateurs, à organiser des colloques pour les professionnels de la santé, à instaurer un programme de certification pour l'industrie agroalimentaire – le Programme Contrôle allergène certifié (CAC). J'ai eu le privilège de travailler avec des chercheurs du milieu universitaire qui ont accepté de mettre sur pied des études cliniques (certaines ont fait l'objet de publications scientifiques) afin de nous fournir les données nécessaires pour appuyer nos revendications auprès des différentes instances gouvernementales. Aujourd'hui, l'AQAA compte sur l'indispensable soutien bénévole de professionnels des milieux des affaires et de la santé, et a un rayonnement international.

Quand je regarde derrière moi, je suis agréablement surprise de tout le chemin parcouru... mais il reste encore beaucoup d'éducation à faire! Plusieurs livres ont déjà été publiés sur les allergies, mais beaucoup traitent des allergies en général. Très peu d'ouvrages francophones se consacrent exclusivement aux allergies alimentaires et à l'anaphylaxie, à part quelques excellents livres de recettes pour personnes allergiques, qui présentent, en introduction, un contenu théorique très intéressant.

Étant la maman de trois enfants dont deux souffrent d'allergies alimentaires et doivent quotidiennement affronter les restrictions alimentaires, j'ai choisi de partager mon expérience, mes réflexions et ma vision. Je suis convaincue que, dans la grande majorité des cas, il est possible de mener une vie presque normale en dépit des allergies alimentaires. Ce recueil s'adresse donc à toutes les personnes touchées directement (personnes allergiques et entourage) et indirectement (services de garde, écoles, gestionnaires de services alimentaires, etc.) par les allergies alimentaires et l'anaphylaxie. Il vous offre, bien humblement, le fruit de mes lectures, recherches, réflexions et expériences amassées au cours de mon cheminement des 15 dernières années. La totalité des mises en situation présentées comme exemples dans ce livre ont été inspirées de témoignages entendus et recueillis au cours de ces années. Ce sont des histoires vécues par des personnes comme vous et moi, qui ont appris à composer avec un problème de santé qui a émergé socialement à la fin des années 1980 et qui a demandé, et demande encore, un grand effort d'adaptation à plusieurs de nos institutions.

Je souhaite de tout cœur que cet ouvrage vous apporte l'information que vous cherchez et que vous y puiserez des réponses et solutions aux questions que vous vous posez.

SECTION 1

L'HYPERSENSIBILITÉ ALIMENTAIRE

L'HYPERSENSIBILITÉ ALIMENTAIRE

On peut définir l'hypersensibilité alimentaire comme la manifestation de symptômes indésirables qui font suite à l'ingestion d'un ou de plusieurs aliments à des doses normalement tolérées par la plupart des gens.

Même si 25 % des adultes rapportent des symptômes d'hypersensibilité alimentaire qui pourraient être perçus comme des allergies, le nombre réel d'adultes présentant de vraies allergies alimentaires est bien inférieur[1]. Lorsqu'on a interrogé des parents au cours d'un sondage, le tiers d'entre eux ont rapporté une réaction alimentaire chez leur enfant[2]. Il est toujours tentant d'associer toutes ces réactions aux allergies mais, encore une fois, seulement un infime pourcentage de ces réactions d'hypersensibilité sont de vraies allergies alimentaires[3]. En réalité, on estime que les vraies allergies affectent de 6 % à 8 % des enfants de moins de 5 ans, et 3 % ou 4 % de la population adulte[4].

1. L'ALLERGIE ALIMENTAIRE

On définit l'allergie alimentaire comme une réaction exagérée et inappropriée du système immunitaire de certaines personnes, qui se produit lorsque le corps entre en contact avec un aliment normalement inoffensif pour la majorité des individus.

Le corps perçoit l'aliment comme un danger et met en branle toute une série de réactions pour combattre et éliminer l'intrus. Des substances chimiques sont alors relâchées, causant des symptômes affectant la peau, les poumons, le système digestif, la circulation, etc.

Selon la rapidité d'apparition des symptômes et des mécanismes impliqués, on peut classer l'allergie alimentaire en deux catégories: l'allergie IgE-dépendante et l'allergie non IgE-dépendante.

L'allergie IgE-dépendante

C'est la forme d'allergie alimentaire « classique », c'est-à-dire l'allergie qui apparaît rapidement après l'ingestion d'un aliment et qui met en cause des anticorps spécifiques: les IgE. Elle est appelée « allergie IgE-dépendante ». Cette allergie est aussi appelée « immédiate », car elle se déclenche théoriquement de quelques minutes à plus ou moins deux heures suivant le contact avec l'aliment. Elle est la plus à craindre à cause de son évolution imprévisible. Les symptômes qu'elle provoque varient de légers à graves, et elle est à la base des réactions graves et généralisées qui peuvent être les plus dangereuses et dramatiques en menaçant la vie des personnes affectées: les réactions anaphylactiques.

Lorsqu'on est affecté par ce type d'allergies, notre organisme développe des anticorps qu'on appelle IgE (pour immunoglobuline E), contre une ou plusieurs protéines alimentaires. En gros, une personne qui est allergique à la crevette a développé des IgE contre une protéine de la crevette (IgE anti-crevette), la personne allergique au soya a développé des IgE anti-soya, etc. Ce sont les IgE « spécifiques » à l'aliment allergène que l'on cherche quand on effectue des tests pour diagnostiquer ce type d'allergies.

Cette réaction allergique devient une réaction anaphylactique quand, après l'ingestion d'un aliment, elle apparaît soudainement, qu'elle affecte un ou plusieurs systèmes de l'organisme

20

et qu'elle s'accompagne de multiples symptômes[5]. On parle de choc anaphylactique lorsque la réaction atteint le système circulatoire et entraîne une chute de la pression artérielle. Dans les pires scénarios, heureusement exceptionnels, cette réaction peut entraîner la mort si elle n'est pas traitée de façon rapide et adéquate.

Les organes les plus souvent touchés par l'allergie dépendante des anticorps IgE sont la peau, le système respiratoire, le système circulatoire et le système digestif[6]. Un tableau des différents symptômes associés à ces hypersensibilités alimentaires dépendantes des anticorps IgE est présenté dans le chapitre consacré à l'anaphylaxie.

L'allergie non IgE-dépendante

L'autre catégorie d'allergies englobe tous les types de réactions d'hypersensibilité à des aliments qui sollicitent le système immunitaire, mais dans lesquelles les anticorps IgE ne jouent aucun rôle[7]. Ces réactions allergiques n'entraînent donc pas de réaction anaphylactique. La plupart de ces réactions mettent plutôt en cause des cellules spécifiques du système immunitaire, les cellules « T ». Ces réactions se manifestent sous forme de symptômes inflammatoires apparaissant de quelques heures à 72 heures suivant le contact avec l'aliment allergène. C'est pourquoi on l'appelle aussi allergie alimentaire retardée. Elle regroupe notamment des hypersensibilités digestives affectant le plus souvent les très jeunes enfants et la maladie coeliaque.

Les hypersensibilités digestives

Il existe une catégorie de réactions non dépendantes des IgE, qui présume-t-on, impliquent le système immunitaire et affectent particulièrement le système digestif des très jeunes enfants[8]. Ces réactions d'hypersensibilité digestive touchent le plus souvent les bébés et les jeunes enfants, et la majorité de ces hypersensibilités disparaissent avant l'âge de un ou deux ans.

Ces pathologies sont difficiles à classer dans des catégories, car la majorité présente des symptômes non spécifiques tels diarrhée chronique, vomissements, douleur abdominale, sang dans les selles, etc.[9] Les symptômes varient d'un individu à l'autre et sont souvent transitoires. En général, les hypersensibilités digestives sont des réactions allergiques pouvant affecter une ou plusieurs parties du système digestif: l'œsophage, l'estomac, l'intestin, le côlon et le rectum, et seront souvent nommées selon la partie du système digestif affectée. Leur évaluation repose sur l'histoire médicale, sur des observations cliniques et sur des manipulations diététiques. Chez les jeunes enfants, la majorité de ces hypersensibilités digestives à apparition lente disparaissent après quelques années. Certaines de ces pathologies peuvent toutefois persister ou, rarement, apparaître à l'âge adulte.

Certaines de ces manifestations digestives impliquent plus spécifiquement un type de cellules de défense présentes dans le sang: les éosinophiles. La présence de ces cellules dans une biopsie pourra alors confirmer le rôle joué par le système immunitaire dans ce type de réactions.

Connaissant la diversité et la complexité des différentes manifestations cliniques d'hypersensibilités alimentaires faisant intervenir le système immunitaire, et sachant qu'un diagnostic d'allergie alimentaire erroné peut entraîner des restrictions alimentaires inutiles qui peuvent affecter la qualité de vie et l'état nutritionnel des individus, on ne saurait trop insister sur l'importance d'une évaluation effectuée par un spécialiste en allergie lorsqu'on soupçonne une hypersensibilité alimentaire chez une personne.

La maladie coeliaque

Une autre forme d'hypersensibilité non dépendante des IgE, qui apparaît en général plus tardivement, est étroitement associée à la consommation d'une protéine spécifique: le gluten. La maladie cœliaque, aussi appelée « entéropathie au gluten », a été décrite pour la première fois en 1888 par Samuel Gee. C'est un trouble insidieux du système immunitaire différent des hypersensibilités associées à la production d'anticorps IgE, causé par l'ingestion du gluten présent dans plusieurs farines courantes: le blé, l'épeautre, le kamut, le seigle, le triticale, l'orge, le malt, l'avoine (dans une moindre mesure), et probablement dans le millet et les dérivés de ces céréales.

Au Canada, on estime que près de un pour cent de la population est touchée par la maladie cœliaque[10]. Les gastro-entérologues américains estiment que seulement une personne sur 10 atteintes de la maladie cœliaque connaîtrait sa maladie à la suite d'un diagnostic, car on croit que certains patients seraient asymptomatiques ou ne présenteraient que de légers symptômes[11].

Les personnes à la peau blanche semblent plus fréquemment atteintes de la maladie cœliaque que les personnes de couleur. Même si les enfants peuvent souffrir de cette maladie immuno-logique, elle est plus souvent diagnostiquée chez les adultes de tous âges, avec une prédominance chez les femmes[12].

Cette maladie survient lorsque la surface absorbante du petit intestin est endommagée par le gluten consommé. À long terme, il en résulte une diminution de la capacité de l'organisme à ab-sorber les éléments nutritifs nécessaires à une bonne santé, tels que protéines, matières grasses, glucides (sucres), vitamines et minéraux. En général, si la maladie n'est pas traitée, des signes de malabsorption alimentaire causée par des dommages au petit intestin se manifesteront.

Les symptômes de la maladie sont nombreux et variés. Ils peuvent se manifester conjointement ou séparément. C'est une maladie difficile à diagnostiquer, parce que les symptômes les plus fréquents, tels que l'anémie, la diarrhée chronique, la perte de poids, la fatigue et l'irritabilité, les crampes et les ballonne-ments ne sont pas spécifiques à la maladie cœliaque, et peuvent facilement être associés à d'autres pathologies digestives.

Une maladie de peau chronique et bénigne qui se caractérise par une sensation intense de brûlure et de démangeaisons, appelée « dermite herpétiforme », est étroitement associée à la maladie coeliaque. La dermite herpétiforme est aussi déclenchée par un contact digestif avec le gluten[13].

Il n'existe pas encore de traitement mais, comme pour les allergies alimentaires, l'évitement de l'élément responsable, en l'occurrence le gluten, demeure le seul moyen de contrôler la maladie coeliaque. De plus, comme pour les allergies alimentaires, les personnes atteintes de la maladie coeliaque doivent surveiller les sources cachées de gluten dans les aliments et les médicaments. C'est pourquoi l'adhésion stricte à la diète sans gluten est essentielle pour maintenir une bonne santé des intestins et éviter la réapparition des symptômes. À plus long terme, si le patient néglige sa diète, des complications plus graves, comme un retard de croissance chez les enfants, une augmentation des risques d'ostéoporose, une occlusion intestinale causée par l'inflammation ou des tumeurs malignes, peuvent se développer[14].

2. ALLERGIE OU INTOLÉRANCE ?

Beaucoup de journalistes et d'auteurs confondent les mots « allergie » et « intolérance », croyant à tort qu'ils sont synonymes. Il ne serait pas étonnant que la confusion entre ces deux appellations ait contribué, pendant longtemps, à la banalisation du mot « allergie » et des risques qui lui sont associés. Combien de fois avons-nous entendu une personne prétendre qu'elle était allergique parce qu'elle n'aime tout simplement pas un aliment ou mentionner qu'elle était « allergique » au lactose? Or, le lactose est un sucre contenu dans le lait et n'a rien à voir avec l'allergie au lait qui est, quant à elle, causée par une ou plusieurs protéines du lait. D'ailleurs, pour bien comprendre l'allergie alimentaire, il est bon de savoir qu'elle est toujours causée par une protéine et qu'elle touche obligatoirement le système immunitaire de l'individu. Elle peut apparaître rapidement et être plus menaçante si elle est dépendante des anticorps IgE ou elle peut prendre plus de temps pour se manifester si elle met en jeu les cellules immunitaires.

Bref, il est très difficile de classer ces différentes réactions à des aliments. La nomenclature actuelle propose la « classification de l'ombrelle » pour classer les réactions qui peuvent être associées à l'ingestion d'un aliment et pour situer les allergies dans cette perspective[15].

HYPERSENSIBILITÉ ALIMENTAIRE

Allergie alimentaire faisant intervenir les anticorps IgE

Responsable de 90 % de toutes les allergies alimentaires
Comprend toutes les réactions à apparition rapide, au potentiel anaphylactique

Allergie alimentaire

Fait intervenir le système immunitaire de l'individu

Allergie alimentaire non associée aux IgE mais faisant intervenir des cellules immunitaires

Comprend les réactions à apparition retardée
Hypersensibilités digestives
Maladie coeliaque

Hypersensibilité alimentaire non allergique ou INTOLÉRANCE alimentaire

Exemples :
- Déficience d'une enzyme digestive (intolérance au lactose),
- Intoxication alimentaire
- Intolérance à l'alcool, aux médicaments, aux agents de conservation, etc.

Le tableau suivant résume les caractéristiques propres aux différentes réactions allergiques et intolérances alimentaires.

Allergie dépendante des IgE	Allergie non dépendante des IgE	Intolérance à un aliment
Réaction causée par une protéine (habituel-lement, la protéine résiste à la chaleur, à l'acidité de l'estomac) Réaction pouvant être déclenchée par une infime quantité de l'aliment	Réaction causée par une protéine	Réaction non associée à une protéine Intensité de la réaction habituel-lement propor-tionnelle à la quantité d'aliment ingérée
Met en jeu le système immunitaire de l'individu Médiateur: anticorps IgE	Met en jeu le système immunitaire de l'individu Médiateur: cellule immunitaire	Système immunitaire non impliqué dans ce type de réactions
Apparition rapide des symptômes: de quelques minutes à deux heures après le contact avec l'aliment Peut survenir à tout âge, plus souvent durant l'enfance Peut évoluer rapidement et mettre la vie en danger	Apparition tardive des symptômes: de quelques heures à 2 ou 3 jours après le contact avec l'aliment Atteintes digestives survenant le plus souvent chez les très jeunes enfants Certains types d'allergies retardées peuvent appa-raître plus tardivement	Délai avant l'apparition des symptômes Peut survenir à tout âge
Aliments le plus souvent impliqués: *Enfants*: œufs, lait, arachides, soya, blé, noix, poissons *Adultes*: noix, arachides, poissons, fruits de mer Plus de 160 aliments ont été identifiés	Aliments les plus souvent impliqués: *Atteintes digestives*: lait, œuf, soya, blé, riz, poulet, poisson *Maladie coeliaque*: gluten	Exemples d'intolérance: lactose, alcool, café, glutamate monosodique (GMS), tartrazine, nitrites, etc.

Cet ouvrage sera consacré principalement aux allergies à appa-rition rapide, associées aux IgE qui peuvent mener à des réactions rapides et généralisées: les réactions anaphylactiques.

3. LES ALIMENTS À L'ORIGINE DES RÉACTIONS ALLERGIQUES

On a identifié plus de 160 aliments différents pouvant être à l'origine des réactions allergiques associées aux IgE[16]. Bien que n'importe quel de ces aliments puisse déclencher une réaction anaphylactique, les noix, les arachides, les poissons et les fruits de mer sont les aliments les plus souvent mis en cause[17]. Les autorités canadiennes responsables de la réglementation régissant l'étiquetage des aliments ont cependant choisi d'accorder la priorité à un nombre limité d'aliments qui, à eux seuls, sont responsables de plus de 95 % de toutes les réactions allergiques graves. Ces aliments sont: les arachides, les noix (amandes, noix du Brésil, noix de cajou, noisettes, noix de macadamia, pacanes, pignons, pistaches), les poissons, les fruits de mer (crustacés et mollusques), le lait, les œufs, le blé (et les sources de gluten: l'orge, l'avoine, le seigle, le triticale, le blé, le kamut et l'épeautre), le soya, le sésame et les sulfites (un additif alimentaire). Même si les sulfites ne constituent pas de véritables allergènes puisque ce ne sont pas des protéines, ils peuvent provoquer un effet indésirable (intolérance) susceptible de déclencher une très sévère réaction. C'est la gravité des effets indésirables que ces aliments peuvent générer qui a mené à leur inscription sur la liste prioritaire des allergènes[18].

Les noix et les arachides

Certains croient que la prévalence de l'allergie à l'arachide augmente[19]. Une étude montréalaise publiée en 2003 avait mis en évidence que l'allergie à l'arachide, à elle seule, affectait environ 15 jeunes de 5 à 9 ans sur 1000[20]. Toutefois, la même étude, reprise 5 ans plus tard, semble plutôt démontrer une stabilité du nombre de jeunes affectés par cette allergie[21]. On note cependant que les diagnostics d'allergie à l'arachide sont posés chez des enfants de plus en plus jeunes. L'allergie à l'arachide est la première allergie alimentaire chez les enfants de plus de trois ans et est liée aux deux tiers des décès par anaphylaxie alimentaire[22]. On a longtemps cru que l'allergie à l'arachide persistait toute la vie. Aujourd'hui, il apparaît qu'un individu allergique à l'arachide sur 5, et un peu moins d'un individu allergique aux noix sur 10, pourrait voir son allergie disparaître avec le temps[23]. Les arachides et les noix font partie des allergènes les plus susceptibles de déclencher des réactions anaphylactiques.

Les poissons et fruits de mer

L'allergie au poisson comprend n'importe quel poisson: saumon, thon, morue, etc. L'allergie aux fruits de mer comprend la classe des crustacés (crevettes, homard, crabe, etc.) et celle des mollusques (pétoncles, moules, palourdes, huîtres, etc.). Même si ces allergies peuvent apparaître durant l'enfance, la majorité se manifeste à l'âge adulte. En effet, elles affectent environ un adulte sur 50, alors que moins de 1 enfant sur 100 présente une allergie aux fruits de mer. Des réactions respiratoires ont été associées à l'inhalation de protéines de fruits de mer qui se sont retrouvées dans l'air ambiant après leur cuisson. Les réactions causées par les fruits de mer chez les enfants peuvent être dépendantes ou non des IgE[24]. Bien que l'on retrouve de l'iode dans certains fruits de mer, les réactions allergiques à ces produits sont causées par une ou plusieurs protéines provenant des muscles de crustacés ou de mollusques et non par l'iode. Une personne allergique à l'iode peut donc consommer des fruits de mer en toute sécurité[25].

Le lait de vache

Le lait de vache est l'allergène le plus fréquent chez les nourrissons et les jeunes enfants. Cette allergie touche 2,5 % des enfants de moins de deux ans. Ce pourcentage couvre les deux types d'allergies. On estime que 60 % d'entre elles sont IgE-dépendantes tandis que 40 % seraient non IgE-dépendantes[26].

La presque totalité des allergies non IgE-dépendantes au lait de vache disparaîtront avant le troisième anniversaire tandis qu'une faible proportion des allergies au lait IgE-dépendantes pourraient persister jusqu'à l'adolescence ou plus tard[27]. On évalue que la moitié des enfants allergiques au lait sont aussi allergiques à un autre aliment. Bien que rare, l'allergie au lait peut être la cause de réactions anaphylactiques très violentes.

Les œufs

L'allergie aux œufs afflige environ 2 % des jeunes enfants, et la plupart des réactions allergiques aux œufs sont dépendantes des anticorps IgE. Trente pour cent des enfants allergiques aux œufs sont aussi allergiques à d'autres aliments comme les arachides, les noix ou le sésame[28].

Certaines personnes peuvent tolérer l'œuf cuit, mais réagiront à l'œuf cru. Cela est lié au fait que certaines protéines allergènes de l'œuf sont transformées par la chaleur de la cuisson et ne sont alors plus reconnues comme « dangereuses » par le système immunitaire. Cette situation n'est toutefois pas générale, et aucun individu allergique aux œufs ne devrait présumer que la consommation d'œuf cuit est sécuritaire sans obtenir une confirmation par son spécialiste en allergie.

Les réactions allergiques aux œufs peuvent se manifester par une gamme de symptômes allant d'une simple réaction très localisée de la peau à une réaction plus générale ou impliquant plusieurs systèmes de l'organisme. On a rapporté que l'eczéma est présent chez plus de 80 % des enfants allergiques aux œufs[29]. Même si elle est rare, l'allergie aux œufs peut provoquer, chez certains enfants très sensibles, des réactions anaphylactiques.

Alors que certains enfants en souffriront jusqu'à l'âge adulte, la majorité des allergies aux œufs disparaîtront durant l'enfance et l'adolescence[30]. Des tests sanguins d'allergie effectués à différents intervalles et démontrant une diminution du nombre d'IgE spécifiques aux œufs sont de bons indicateurs de la disparition possible de l'allergie. Un suivi annuel auprès d'un allergologue est donc recommandé pour suivre l'évolution de l'allergie[31].

Le blé et le soya

Même si un faible pourcentage d'enfants peut développer des allergies sévères et persistantes à ces aliments, ces allergies disparaissent en général plus rapidement que l'allergie au lait ou aux œufs.

4. L'ÉVOLUTION DES ALLERGIES ALIMENTAIRES

Bien qu'on puisse théoriquement développer une allergie alimentaire à tout âge, cette dernière se manifeste le plus souvent durant la première ou la deuxième année de vie. On a démontré que la prévalence de l'allergie alimentaire, tous aliments confondus, atteint un sommet de 6 % à 8 % vers la fin de la première année de vie, puis décroît progressivement jusqu'à la fin de l'enfance, où elle atteint alors un plateau d'environ 3 %[32]. Cette baisse dans la prévalence des allergies durant l'enfance nous confirme, et c'est une bonne nouvelle, qu'une grande majorité des allergies alimentaires acquises durant cette période sont appelées à disparaître avec le temps.

On ne comprend pas encore très bien les mécanismes qui favoriseraient la disparition d'une allergie selon l'individu et l'aliment allergène. On sait que les allergies aux poissons et crustacés ainsi que les allergies aux noix et arachides présentent en général un caractère plus permanent. On croit toutefois que plusieurs facteurs pourraient jouer un rôle dans la disparition des allergies. Les connaissances actuelles suggèrent que la diminution des anticorps IgE associés à l'aliment auquel on est allergique serait le meilleur mais non l'unique indicateur de ce phénomène. Quoi qu'il en soit, des tests de dosage des IgE (voir section 2, Tests CAP-RAST) à intervalles réguliers et la provocation orale sous supervision médicale sont les meilleurs outils permettant de suivre l'évolution de l'allergie et, ultimement, de confirmer sa disparition.

On a longtemps cru que l'évitement systématique de l'aliment allergène augmentait aussi les chances de faire disparaître l'allergie et pouvait même en accélérer le processus. Pourtant, des enfants ont vu leur allergie disparaître rapidement malgré des contacts occasionnels avec l'allergène alors que d'autres ont conservé leur allergie au-delà de l'enfance malgré une diète d'exclusion très stricte de l'aliment allergène. Malheureusement, peu d'études se sont penchées sur ce phénomène. D'ici à ce que la recherche nous apporte une explication à cette question, il est clair que la majorité des enfants qui ont des allergies alimentaires devraient exclure toute trace d'allergènes de leur alimentation pour mettre toutes les chances de leur côté afin de voir leur allergie disparaître et éviter des réactions allergiques pouvant compromettre leur sécurité.

Le tableau suivant présente un résumé des informations relatives à l'évolution naturelle des principales allergies alimentaires. Les données de ce tableau[33] ne sont présentées qu'à titre indicatif et ne sauraient en aucun cas remplacer l'évaluation par un spécialiste en allergie.

Aliment causant l'allergie	Âge probable d'apparition de l'allergie à cet aliment	Âge probable de disparition de l'allergie à cet aliment
Blanc d'œuf	de 6 à 24 mois	7 ans dans 75 % des cas – des études récentes ont toutefois suggéré une disparition à un âge plus avancé
Lait de vache	de 6 à 12 mois	5 ans dans 76 % des cas - des études récentes ont toutefois suggéré une disparition à un âge plus avancé

Arachide	de 6 à 24 mois	Allergie à caractère permanent, mais 20 % des cas peuvent disparaître vers 5 ans
Noix	de 1 à 7 ans Chez l'adulte, l'apparition survient après la sensibilisation au pollen de bouleau	Allergie à caractère permanent, mais 9 % des cas peuvent disparaître vers 5 ans
Sésame	de 6 mois à 3 ans	Allergie à caractère permanent, mais 20 % des cas peuvent disparaître vers 7 ans
Poisson	Vers la fin de l'enfance et à l'âge adulte	Allergie à caractère permanent, mais les allergies alimentaires au poisson acquises durant l'enfance peuvent disparaître
Crustacés	Habituellement à l'âge adulte	Allergie à caractère permanent
Blé	de 6 à 24 mois	5 ans dans 80 % des cas
Soya	de 6 à 24 mois	2 ans dans 67 % des cas
Kiwi	À tout âge	Information inconnue

5. QUI EST À RISQUE DE DÉVELOPPER DES ALLERGIES ?

Bien qu'il soit encore impossible de trouver le gène responsable de la transmission des allergies alimentaires, l'expérience a démontré que l'histoire familiale demeure un élément-clé pour l'identification des personnes à risque de développer des allergies[34]. Ainsi, un enfant à haut risque est défini comme un enfant qui naît dans une famille où il y a présence de n'importe quelle forme de maladie allergique associée aux anticorps IgE, chez au moins un des parents ou chez un frère ou une sœur[35]. Ces différentes maladies allergiques sont aussi appelées maladies atopiques, et l'enfant qui hérite de la prédisposition à développer des anticorps IgE est un enfant atopique. On estime que 20 % de la population mondiale est affectée par une maladie allergique faisant intervenir des anticorps IgE[36].

Les différentes manifestations d'atopie sont l'asthme allergique, la rhinite allergique (fièvre des foins : nez qui coule, éternuements), la conjonctivite allergique (inflammation de l'œil), et l'eczéma atopique, et sont très étroitement associées aux allergies alimentaires de type anaphylactiques. Ainsi, une personne qui présente une rhinite allergique peut avoir développé des anticorps IgE contre le pollen, l'enfant qui souffre d'asthme allergique peut avoir développé des anticorps IgE contre les acariens, etc. Une personne qui présente des allergies alimentaires dépendantes des IgE est donc, par définition, une personne atopique.

Comme cette prédisposition est transmise par les gènes, un enfant de parents atopiques aura plus de risques de devenir atopique. Le risque est deux fois plus élevé si un seul des parents est atopique, mais il est multiplié par quatre si les deux parents le sont[37]. Le risque est encore plus élevé lorsque les deux parents présentent la même manifestation clinique d'atopie (lorsque les deux parents souffrent d'asthme, par exemple). Autre particularité: un enfant atopique qui a hérité de la prédisposition de son père à développer des anticorps IgE ne développera pas nécessairement des anticorps IgE contre les mêmes allergènes que son père. Sa condition atopique peut se manifester de façon complètement différente de celle de son père. Ce dernier peut par exemple être asthmatique, et l'enfant atopique pourrait développer des allergies alimentaires.

La famille Gagnon est un bel exemple de famille atopique. Le père souffre depuis sa tendre enfance de fièvre des foins et a suivi des traitements de désensibilisation dans sa jeunesse, tandis que la mère a fait de l'eczéma jusqu'à l'adolescence. Très tôt après la naissance, le premier-né a développé une allergie au lait, puis aux œufs. Le deuxième enfant n'a développé aucune allergie alimentaire, mais, vers 10 ans, a développé une allergie au pollen. Pas de chance, la plus jeune des enfants a présenté ses premiers symptômes d'eczéma vers deux ans et a eu la confirmation d'une allergie à l'arachide à cinq ans.

6. AUTRES MANIFESTATIONS ALLERGIQUES ASSOCIÉES AUX ANTICORPS IGE

La dermite atopique ou eczéma atopique

L'eczéma est une maladie inflammatoire de la peau assez fréquente, qui se manifeste par de la peau sèche, des plaques rouges, de petites vésicules et des démangeaisons. Une catégorie d'eczéma appelée la dermite atopique (eczéma atopique) est un désordre qui survient chez des individus génétiquement prédisposés à développer des allergies et à développer des anticorps IgE. C'est la forme la plus courante d'eczéma chronique. Au cours des dernières décennies, des études ont démontré une augmentation deux ou trois fois plus importante de cas d'eczéma atopique chez les enfants de moins de quatre ans[38]. L'eczéma atopique apparaît généralement au cours des 18 premiers mois de vie et disparaît dans une large proportion avant l'adolescence. Elle représente souvent la première manifestation d'atopie chez un individu. Chez les enfants, près du tiers des manifestations sévères de cette forme d'eczéma sont associées à un allergène alimentaire[39]. En général, plus l'eczéma est sévère et plus l'enfant est jeune, plus probable est le lien avec une allergie alimentaire[40]. Des tests d'allergie peuvent être utiles, mais ils doivent être faits judicieusement, par un spécialiste, et interprétés à la lumière de l'histoire médicale qui aura été recueillie.

Plusieurs aliments ont été le plus souvent associés à l'eczéma atopique chez les jeunes enfants: le lait, les œufs, le soya et les arachides. À ces aliments s'ajoutent le blé, les noix, les poissons et les fruits de mer chez les enfants plus vieux. Pour leur part, les noix, arachides, poissons et les fruits de mer sont les aliments les plus souvent associés à l'eczéma atopique chez les adultes[41]. Il a été démontré que l'élimination des aliments allergènes de la diète peut apporter une amélioration de l'état clinique[42]. Les restrictions alimentaires peuvent toutefois entraîner de sérieuses carences nutritionnelles, en fer ou en calcium notamment, et des conséquences négatives sur la qualité de vie des enfants. Elles ne doivent donc pas faire l'objet d'une improvisation. Ces restrictions nutritionnelles ne devraient jamais être entreprises sans une discussion préalable avec l'allergologue traitant. Si l'on décide d'éliminer certains aliments, un suivi diététique professionnel devrait être amorcé en parallèle.

L'asthme allergique

L'asthme allergique est caractérisé par l'apparition de symptômes déclenchés par une réaction allergique à des substances inhalées: la poussière, les poils d'animaux, le pollen, la moisissure, etc. Des symptômes comme la toux, une respiration rapide et bruyante (sifflement), de la difficulté à respirer et un sentiment d'oppression sont causés par un double phénomène: l'obstruction et l'inflammation des bronches, qui sont partiellement réversibles avec la médication. On estime que 80 % des cas d'asthme infantile et que 50 % des cas d'asthme apparaissant chez les adultes seraient d'origine allergique, donc associés à la production d'IgE[43]. Comme la plupart des maladies atopiques, on a récemment démontré que, chez les enfants de moins de 4 ans, l'incidence de l'asthme a augmenté de 160 % au cours des dernières décennies. Évidemment, la présence concomitante d'asthme et d'allergie alimentaire chez un même individu le prédispose à un risque accru de réactions anaphylactiques et de crises d'asthme pouvant mettre sa vie en danger[44].

La rhinite et la conjonctivite allergiques

Les symptômes d'hypersensibilités affectant le nez, tels les picotements, les éternuements, l'augmentation des sécrétions nasales et nez bloqué, sont aussi majoritairement associés à la production d'anticorps IgE et peuvent se manifester de façon saisonnière en réaction à la présence de pollen dans l'environnement. La rhinite s'accompagne souvent d'inflammation de la conjonctive des yeux: la conjonctivite allergique.

7. PRÉVENIR LE DÉVELOPPEMENT DES ALLERGIES ALIMENTAIRES

Les différentes manifestations allergiques ont plus que doublé au cours des dernières décennies, et les jeunes enfants sont sans contredit les plus touchés par cette augmentation. À titre d'exemple, au cours de cette période, l'asthme a augmenté de plus de 160 % et les nouveaux cas d'eczéma ont plus que doublé chez les enfants de moins de 4 ans[45]. Le nombre de patients affectés par une allergie à l'arachide a, quant à lui, doublé au cours de la dernière décennie[46]. En 2007, le Québec comptait 386 591 enfants âgés de moins de 4 ans[47]. Si 6 %[48] des enfants dans cette tranche d'âge présentent des allergies alimentaires, force est d'admettre que plus de 23 000 petits Québécois sont allergiques à un ou plusieurs aliments. Devant ce constat, une question surgit: peut-on prévenir le développement des allergies alimentaires et, si oui, comment?

En matière de prévention, on peut tenter d'intervenir sur plusieurs plans. Dans un premier temps, les interventions peuvent viser à empêcher l'organisme de se sensibiliser, c'est-à-dire de développer des anticorps IgE contre certains aliments.

On ne naît pas allergique, on le devient! Comme la petite enfance est une période critique où les risques de développer des allergies alimentaires sont plus élevés, plusieurs stratégies ont été proposées pour prévenir l'apparition d'allergie alimentaire chez un nourrisson: modifier la diète de la mère durant la grossesse ou durant l'allaitement, et retarder l'introduction des aliments solides chez le jeune bébé.

Vu l'importance d'une saine alimentation sur la santé, il est donc normal de s'interroger sur l'impact des interventions nutritionnelles durant la grossesse, l'allaitement et les premiers mois de la vie des jeunes enfants à risque de développer des anticorps IgE, précurseurs de maladies allergiques. Ce sujet a fait l'objet de multiples études et a suscité de nombreux débats chez les spécialistes en allergie et chez les pédiatres au cours des dernières décennies.

Pourquoi est-ce si complexe?

On commence à peine à comprendre les mécanismes sousjacents aux réactions allergiques, et beaucoup de questions demeurent sans réponses. De plus, comme il existe très peu d'études cliniques permettant de tirer des conclusions définitives, les spécialistes peinent pour établir un consensus face aux recommandations visant à prévenir le développement des allergies alimentaires chez les enfants à risque. Il est difficile de construire des études épidémiologiques d'envergure qui permettraient de proposer de solides recommandations qui rallieraient tous les leaders d'opinion, car il faudrait compter plusieurs années et contrôler de nombreuses variables (l'alimentation des femmes enceintes, leur environnement et celui de leur nouveauné, la présence d'animaux, l'alimentation, la cigarette, etc.). Tout cela nécessite une importante mobilisation de ressources et d'énormes coûts.

Il y a quelques années, les autorités européennes et américaines préconisaient des stratégies préventives quelque peu divergentes sur certains aspects, mais les nouvelles recommandations américaines laissent entrevoir un rapprochement entre les deux visions[49]. Des lignes directrices avaient en effet été proposées par les autorités médicales américaines de pédiatrie à la fin des années 1990. À la suite de l'analyse des plus récentes données recueillies, un comité d'experts en nutrition infantile et en allergie de l'American Academy of Pediatrics (AAP) vient de rendre publiques, en 2008, ses nouvelles recommandations pour prévenir le développement des maladies d'origine allergique chez les nourrissons et jeunes enfants à risque[50].

Manipulations diététiques durant la grossesse

Non seulement la mère transmet 50 % de son bagage génétique à l'enfant, mais elle est aussi son environnement exclusif pendant toute la grossesse. On pourrait ainsi croire que les aliments qu'elle consomme peuvent avoir un impact sur la manifestation possible des allergies alimentaires chez son bébé. Les plus récentes études n'ont pas démontré que l'exclusion d'allergènes de la diète maternelle durant la grossesse permettait d'éviter le développement d'allergies alimentaires chez les enfants à naître. Même si, antérieurement, les recommandations de l'AAP suggéraient aux femmes enceintes d'éviter de consommer des arachides, une récente étude vient de démontrer que la consommation d'arachides durant la grossesse n'était pas associée au développement de l'allergie à l'arachide chez le jeune enfant. L'AAP vient donc de revoir sa position à cet effet et ne recommande pas de modification de la diète maternelle durant la grossesse[51].

Les bienfaits de l'allaitement maternel

Selon l'Organisation mondiale de la santé (OMS), le lait maternel est l'aliment parfait pour la croissance et le développement des nourrissons. Idéalement, l'allaitement du nourrisson doit être exclusif, c'est-à-dire que le nourrisson doit consommer exclusivement le lait maternel jusqu'à l'âge de six mois pour que sa croissance, son développement et sa santé soient optimaux[52].

De plus, selon les spécialistes en allergie, l'allaitement exclusif des enfants à haut risque pendant les trois ou quatre premiers mois de vie apporterait les bénéfices suivants:

– Diminution de l'incidence d'eczéma et de l'allergie au lait de vache durant les deux premières années de vie.

– Prévention de l'apparition de « sifflement » (respiration bruyante) durant les premiers mois de vie[53], mais sans démontrer un effet protecteur sur le développement de l'asthme après six ans.

Modification de la diète de la mère durant l'allaitement

Une revue exhaustive des plus récentes études cliniques n'a pas permis de démontrer que l'exclusion d'aliments hautement allergènes, comme l'arachide et les noix, de la diète de la mère durant l'allaitement pouvait avoir un effet préventif sur le développement éventuel des maladies allergiques. L'eczéma atopique pourrait peut-être faire exception à cette règle, mais les scientifiques croient plus prudent de recueillir plus de données avant d'en arriver à cette conclusion. On ne recommande donc pas de modification de la diète de la mère qui allaite pour prévenir la manifestation de maladies atopiques[54].

Si l'allaitement n'est pas possible

Bien que tous reconnaissent les bienfaits de l'allaitement maternel durant les premiers mois de vie, des choix personnels ou des circonstances particulières ne permettent pas toujours d'y avoir recours. Si on ne peut avoir accès à du lait maternel entreposé ou congelé, et qu'on doit utiliser une formule lactée, les spécialistes rappellent les observations suivantes:

– Chez les enfants à risque, la première alternative au lait maternel devrait être la formule de lait hautement hydrolysée (Nutramigen®, Pregestimil®, Alimentum®), qui serait probablement plus efficace (bien que plus coûteuse) que la formule partiellement hydrolysée (Bon Départ®) dans la prévention des maladies atopiques.

– Aucune donnée convaincante ne démontre que l'utilisation de la formule de soya peut prévenir la manifestation des maladies atopiques chez le jeune enfant.

– L'utilisation de formules à base d'acides aminés (Neocate®) n'a pas été étudiée pour la prévention des maladies atopiques[55].

L'introduction des aliments solides

On a longtemps cru que le système digestif ne servait qu'à digérer les aliments. Aujourd'hui, on sait que ce système joue un rôle important dans le développement de l'immunité. En fait, il en est un des principaux acteurs. Comme il est tapissé de tissus lymphatiques et habité par des bactéries amies qui aident à combattre les substances nocives, on estime qu'il assure une grande partie des défenses immunitaires. Son rôle de barrière permet de sélectionner les substances qui seront absorbées et qui circuleront dans le sang. Or, à la naissance, cette barrière n'a pas encore atteint sa pleine maturité et peut laisser passer des protéines qui pourraient contribuer au développement des allergies alimentaires[56]. C'est pourquoi l'OMS et les spécialistes en allergie recommandent d'attendre jusqu'à l'âge de 4 à 6 mois avant d'introduire des aliments solides chez le nourrisson, afin de permettre à son système digestif d'acquérir de la maturité[57].

Selon la nouvelle position de l'American Academy of Pediatrics, retarder l'introduction des solides, quels qu'ils soient, au-delà de 6 mois (cela inclut les aliments à caractère hautement allergène comme les œufs, le poisson, les arachides), ne semble pas apporter d'effet de protection supplémentaire contre l'apparition de maladies allergiques. Il n'y a pas assez de données actuellement disponibles pour soutenir les restrictions alimentaires chez les enfants âgés de plus de 6 mois[58]. Le seul avantage serait que plus l'enfant est vieux, plus il est en mesure de rapporter un malaise si jamais l'aliment consommé entraîne une réaction allergique.

Le cas où l'enfant a déjà développé une allergie alimentaire

Si un nourrisson ou un jeune enfant a déjà développé une allergie à un aliment, ce dernier ne devrait évidemment pas lui être offert. Comme il a été démontré que des protéines allergènes absorbées par la mère pouvaient se retrouver dans le lait maternel après avoir été partiellement digérées, la consommation de ces aliments par la mère qui allaite est à éviter lorsque l'enfant en est incommodé. Certains allergologues croient par contre que, si la consommation de ces aliments par la mère ne provoque pas de malaise chez l'enfant allaité, le maintien de la diète normale devrait être envisagé. Encore une fois, tout changement dans la diète, quel qu'il soit, ne devrait jamais être effectué sans une discussion préalable avec l'allergologue traitant.

Si un enfant est allergique aux produits laitiers, la formule de lait complètement hydrolysée devrait être privilégiée jusqu'à l'âge de un an, au détriment de la formule partiellement hydrolysée. Les laits de chèvre ou de brebis ne constituent pas des solutions acceptables étant donné la similitude entre les protéines. Le système immunitaire pourrait ne pas faire la différence. On estime en effet que 92 % des enfants allergiques au lait de vache réagiront aussi au lait de chèvre[59].

Dans ses recommandations antérieures, l'AAP proposait la formule de soya comme substitut au lait de vache chez les enfants allergiques[60]. Dans une telle situation, l'allergie au soya doit évidemment être préalablement exclue.

Dans le cas où un diagnostic d'hypersensibilité digestive non associée aux IgE est posé et qu'une diète spéciale est indiquée, des recommandations individualisées devraient être proposées par le médecin traitant.

Il faut garder en tête que des restrictions alimentaires durant la grossesse, l'allaitement ou les premiers mois de vie peuvent

entraîner de sérieuses carences nutritionnelles et des conséquences négatives sur la qualité de vie de la mère ou du nourrisson et ne doivent pas faire l'objet d'une improvisation.

Or, peu importe l'âge de la personne allergique, avant
d'entreprendre quelques modifications diététiques que ce soit, il
est important de faire équipe avec son spécialiste en allergie afin
d'obtenir les recommandations les mieux adaptées aux besoins
particuliers. Lorsque l'on doit éliminer certains aliments, un suivi
diététique rigoureux avec un ou une spécialiste en nutrition est
souvent indiqué surtout si on doit éliminer un aliment de base
comme le lait chez un jeune enfant ou si on doit exclure plus d'un
aliment de son alimentation.

En somme, prévenir le développement des allergies alimentaires demeure un défi complexe qui continue de faire l'objet de
nombreux débats chez les spécialistes en allergie. L'information
présentée dans ce chapitre reflète les plus récentes prises de
position des autorités, qui sont basées sur l'analyse des plus
récents résultats d'études sur le sujet. Comme les connaissances ne cessent d'évoluer, les prochaines études apporteront
certainement de nouvelles données qui pourraient modifier les
recommandations actuelles. L'allergologue traitant devrait donc
être intimement associé à toutes les décisions visant à prévenir
le développement des allergies alimentaires et leurs manifestations cliniques.

8. ÉMERGENCE MÉDICALE ET SOCIALE DES ALLERGIES ALIMENTAIRES

Aujourd'hui, l'allergie et l'anaphylaxie représentent des
problèmes de santé publique qui suscitent de plus en plus d'intérêt parce qu'elles ont un impact social indéniable. Les allergies
alimentaires sont à elles seules responsables de la majorité des
réactions allergiques graves et potentiellement mortelles qui

surviennent en dehors du milieu hospitalier. Alors que les allergies alimentaires passaient pratiquement inaperçues il y a une vingtaine d'années, la plupart des scientifiques s'entendent pour dire que le nombre de nouveaux cas a augmenté de manière significative au cours des deux dernières décennies.

Parallèlement, lorsqu'on analyse la littérature médicale, on s'aperçoit que, pendant cette même période, la quantité de publications scientifiques sur les allergies alimentaires a aussi augmenté significativement et reflète parfaitement l'émergence de ce phénomène[61].

Raisons pouvant expliquer l'augmentation des allergies alimentaires

Comment expliquer qu'il y ait aujourd'hui autant de personnes aux prises avec des allergies alimentaires? Bien sûr, l'hérédité joue un rôle incontestable. Mais comment expliquer que les personnes héritant des gènes responsables des allergies ne développent pas toutes des allergies? Question complexe à laquelle la communauté scientifique a été incapable de répondre avec certitude. Plusieurs hypothèses ont toutefois été proposées.

La théorie de l'hygiène

Une des théories qui semble rallier une bonne partie de la communauté scientifique pour expliquer l'augmentation des allergies en général porte sur l'hygiène. Cette théorie se base sur la présomption que l'exposition précoce durant la petite enfance à des microbes et à des infections servirait à entraîner le système immunitaire à reconnaître les menaces pour le corps et à le préparer à contrer les allergènes. Or, comme nous vivons dans un monde de plus en plus aseptisé, où la propreté fait loi, les jeunes enfants ne sont plus autant exposés qu'auparavant aux microbes qui pourraient avoir un effet bénéfique sur leur système immunitaire et l'empêcher éventuellement de réagir à des allergènes. On a noté que les enfants issus de familles nombreuses où la transmission des microbes est plus fréquente, de même que les enfants habitant dans des fermes où ils seraient en contact avec microbes et animaux seraient moins susceptibles de développer de l'asthme et des allergies. De plus, on aurait noté que la prise d'antibiotiques en bas âge, qui tueraient les bactéries avant même que l'organisme ait eu le temps d'organiser sa défense, serait associée à un plus grand risque de développer la fièvre des foins et de l'eczéma[62].

La modification de nos habitudes de vie

Les habitudes alimentaires ont beaucoup changé au cours des 20 dernières années. Les mouvements démographiques, qui ont permis à de nombreux immigrants de s'installer au pays, nous ont fait découvrir de nouvelles cultures culinaires et de nouveaux produits alimentaires. L'ouverture des marchés à la mondialisation et l'amélioration des moyens de transport ont aussi permis l'importation de nombreux produits à haut potentiel allergène, jusque-là inaccessibles aux Québécois. Le sésame associé à la culture asiatique et les kiwis qui proviennent des pays tropicaux en sont d'excellents exemples.

Notre façon de préparer certains aliments semble aussi affecter leur potentiel allergène. L'arachide consommée en Amérique du Nord est rôtie alors que celle qui est consommée en Chine est bouillie. Lorsqu'on compare la prévalence de l'allergie à l'arachide dans ces deux régions du globe, on note une grande disparité. Il semblerait que le pouvoir allergisant de l'arachide bouillie soit beaucoup plus faible[63]. Des études sont en cours pour tenter d'expliquer ce phénomène.

La régionalisation des allergies

L'incidence des allergies alimentaires dans certaines régions du globe est influencée par les habitudes alimentaires propres à ces régions. Ainsi, le sarrasin, qui est un des principaux constituants des nouilles japonaises, serait l'un des aliments allergènes les plus prédominants au Japon[64]. L'arachide, qui fait partie des habitudes alimentaires nord-américaines depuis plusieurs générations, est devenue l'allergène le plus craint au Canada et au États-Unis, car elle est l'aliment causant le plus d'allergie chez les plus de quatre ans[65]. Par ailleurs, la moutarde et le céleri sont des allergènes ciblés par la réglementation dans la Communauté européenne alors qu'ici les cas d'allergie à ces ingrédients sont plus rares. L'allergie à la moutarde est observée principalement en France, tandis que l'allergie au sésame est plus fréquente en Israël qu'ailleurs dans le monde[66]. Finalement, le poisson demeure un allergène fréquent dans les pays scandinaves[67].

L'introduction précoce de nourriture

Une autre théorie qui pourrait contribuer à l'augmentation des allergies alimentaires chez les enfants est l'introduction trop précoce de nourriture, alors que leur système immunitaire n'a pas atteint la maturité nécessaire pour les tolérer. On sait maintenant que le système digestif joue un rôle important dans le développement de l'immunité et qu'il a besoin de temps pour acquérir de la maturité. Or, on croit que, lorsqu'on introduit trop rapidement certains aliments chez le très jeune enfant, l'immaturité de son système digestif permettrait le passage des aliments allergènes à travers la muqueuse et dans le sang, contribuant ainsi au développement des anticorps contre cet aliment[68].

L'industrialisation

L'industrie alimentaire, qui doit sans cesse affronter de nouveaux défis et développer de nouvelles niches de marché pour demeurer concurrentielle, crée continuellement de nouveaux produits dont la composition est de plus en plus complexe. La transformation alimentaire par l'ajout de nouveaux additifs protéiques, de colorants, etc. nous éloigne de plus en plus de l'aliment de base, et cela pourrait avoir un effet sur le développement des allergies alimentaires[69].

Bref, il semble que l'augmentation du nombre d'allergies alimentaires au cours des deux dernières décennies soit multifactorielle. Le bagage génétique, le moment où une personne est exposée à un aliment, la nature de l'aliment lui-même, les habitudes alimentaires, la façon de préparer les aliments, les conditions d'hygiène sont autant de facteurs soupçonnés de contribuer à cette augmentation.

Face à ce constat, une certitude se pointe. L'allergie et l'anaphylaxie alimentaires font dorénavant partie de notre société, affectent un important nombre de personnes et, par le fait même, rejaillissent sur l'entourage de ces personnes. Nos institutions et services ne peuvent plus ignorer cette réalité. Le défi d'éducation est grand mais pas impossible. Commençons par comprendre ce qu'est l'anaphylaxie.

RÉFÉRENCES

1 LACK (G.). « Food Allergy » *The New England Journal of Medicine*, 2008, 359(12), p.1252-1260.

2 WOOD (R. A.). *The natural history of childhood food allergy*, www.uptodate.com, dernière mise à jour juin 2008.

3 CHAPMAN (J. A.), BERNSTEIN (I. L.), LEE (R. E.), OPPENHEIMER (J.), et *al*. « Food Allergy: a practice parameter. Annals of Allergy », *Asthma & Immunology*, 2006, 96, S1-S68; BURKS (W.). *Clinical manifestations of food allergy*. www.uptodate.com/home/store/index.do.

4 BURKS (W.). *Op. cit.*

5 COLLECTIF. *Anaphylaxie à l'école et dans d'autres milieux*, Société canadienne d'allergie et d'immunologie clinique, 2005.

6 *Ibid.*

7 BURKS (W.) *Patient Information: Food Allergy symptoms and diagnosis*, www.uptodate.com, dernière mise à jour 16 octobre 2008.

8 LIFSCHITZ (C. H.). *Dietary protein-induced proctitis/colitis, enteropathy and enterocolitis of infancy*, www.uptodate.com, dernière mise à jour mai 2007.

9 *Ibid.*

10 Santé Canada, www.hc-sc.gc.ca/ahc-asc/media/nr-cp/_2008/2008_117-fra.php; Fondation québécoise de la maladie coeliaque, www.fqmc.org/content/view/42/48/.

11 Gastro-entérologues américains. *Op. cit.*

12 *Ibid.*

13 SICHERER (S.). *Manifestations of Food Allergy: Evaluation and Management*, www.aafp.org/afp/990115ap/415.html.

14 Gastro-entérologues américains, www.gi.org/patients/gihealth/celiac.asp.

15 BURKS (W.) Patient Information: *Food Allergy symptoms and diagnosis*, *Op. cit.*; DUTAU (G.), RANCÉ (F.). « Histoire de l'allergie alimentaire: des précurseurs à l'histoire contemporaine », *Revue française d'allergologie et d'immunologie clinique*, 2006, 46. p. 312-323.

16 DUSSAULT (S.). « Dossier sur les allergies et l'étiquetage des aliments: Sans noix ni loi. » *Protégez-vous*, janvier 2002.

17 LIEBERMAN (P. L.) et *al.* « The Diagnosis and Management of anaphy-
    laxis: An updated practice parameter. » *Journal of Allergy and Clinical
    Immunology*, 2005, 115(3), S483-522; SAMPSON (H. A.). « Anaphylaxis
    and Emergency Treatment ». *Pediatrics*, 2003, 111(6), p. 1601-1608
    (Supplément).

18 Santé Canada, www.hc-sc.gc.ca/fn-an/securit/eval/reports-rapports/
    allergen_paper-evaluation_allergene-03_f.html#2.

19 RANCÉ (F.), DUTAU (G.). *Food Allergies*, The UBC Institute of Allergy,
    Expansion Formation et Éditions, 2008, 310 pages.

20 KAGAN (R. S.), TURNBULL (E.), JOSEPH (L.), ST- PIERRE (Y.), DU-
    FRESNE (C.), GRAY-DONALD (K.), CLARKE (A. E.). « Prevalence of
    peanut allergy in primary-school children in Montreal, Canada,
    ages 5-9 », *Journal of Allergy and Clinical Immunology*, 2003, 112,
    p.1223-1228.

21 BEN-SHOSHAN (M.), KAGAN (R. S.), ALIZADEHFAR (R.), JOSEPH (L.),
    TURNBULL (E.), ST-PIERRE (Y.), CLARKE (A. E.). « Is the Prevalence of
    Peanut Allergy Increasing? A five-year Follow-up Study on the Preva-
    lence of Peanut Allergy in Montreal School Children Aged 5 to 9 Years »,
    Journal of Allergy and Clinical Immunology, vol 121, no 2, Abstract S97.

22 RANCÉ (F.), DUTAU (G.). *Food Allergies*, Op. cit.

23 WOOD (R. A.). *Op. cit.*; LACK (G.). *Op. cit.*

24 SICHERER (S. H.). *Seafood allergies: Fish and shellfish*, www.uptodate.
    com, dernière mise à jour octobre 2008.

25 CARON (A.), LEBEL (R.). « L'allergie à l'iode, qu'est-ce au juste? »
    Le Médecin du Québec, juillet 1997, p. 31-34.

26 WOOD (R. A.). *Op. cit.*

27 *Ibid.*

28 LACK (G.). *Op. cit.*

29 *Ibid.*

30 WOOD (R. A.). *Op. cit.*

31 LACK (G.). *Op. cit.*

32 WOOD (R. A.). *Op. cit.*

33 Adapté d'un tableau de LACK (G.). Op. cit., p. 1253.

34 ZEIGER (R. S.). « Food Allergen Avoidance in the Prevention of Food
    Allergy in Infants and Children », *Pediatrics*, 2003, 111(6), (supplément)
    p. 1662-1671.

35 FLEISCHER (D.). *Primary prevention of allergic disease: Maternal avoi-
    dance diets in pregnancy and lactation.* www.uptodate.com, dernière
    mise à jour 15 février 2008.

36 *Ibid.*; World Health Organization. *Prevention of Allergy and Allergic*, www.worldallergy.org/professional/who_paa2003.pdf.

37 World Health Organization. *Op. cit.*

38 GREER (F. R.), SICHERER (S. H.), BURKS (W.A.) and the Committee on Nutrition and Section on Allergy and Immunology. « Effects of early nutritional interventions on the development of atopic disease in infants and children: The role of maternal dietary restriction, breastfeeding, timing of introduction of complementary foods, and hydrolyzed formulas », *Pediatrics*, 2008, 121(1), p. 183-191.

39 CHAPMAN (J. A.), BERNSTEIN (I. L.), LEE (R. E.), OPPENHEIMER (J.), et *al. Op. cit.*; COLLECTIF. «Adverse reactions to foods», *Op. cit.*; SICHERER (S.). *Manifestations of Food Allergy: Evaluation and Management, Op. cit.*; BURKS (W.) *Patient Information: Food Allergy symptoms and diagnosis, Op. cit.*

40 LACK (G .). *Op. cit*; BURKS (W.). « Skin manifestations of Food Allergy », *Pediatrics*, 2003, 111(6), p. 1617-1624; BOCK (S. A.). « Diagnostic evaluation ». *Pediatrics*. 2003, 111(6), (supplément) p. 1638-1644.

41 BURKS (W.). « Skin manifestations of Food Allergy, *Op. cit.*

42 COLLECTIF. «Adverse reactions to foods», *Op. cit.*; KIM (J. S.). « Pediatric atopic dermatitis: the importance of food allergens », *Seminars in Cutaneous Medicine and Surgery*, 2008, 27(2), p.156-60.

43 World Health Organization. *Op. cit.*

44 LACK (G.). *Op. cit.*

45 GREER (F. R.), SICHERER (S. H.), BURKS (W. A.) and the Committee on Nutrition and Section on Allergy and Immunology. « Effects of early nutritional interventions on the development of atopic disease in infants and children: The role of maternal dietary restriction, breastfeeding, timing of introduction of complementary foods, and hydrolyzed formulas », *Pediatrics*, 2008, 121(1), p.183-191.

46 *Ibid.*

47 Institut de la statistique du Québec, www.stat.gouv.qc.ca/donstat/societe/demographie/struc_poplt/201_07.htm.

48 SAMPSON (H. A.). « Update on food allergy », *Journal of Allergy and Clinical Immunology*, 2004, 113(5), p. 805-819.

49 GREER (F. R.), SICHERER (S. H.), BURKS (W. A.) and the Committee on Nutrition and Section on Allergy and Immunology. *Op. cit.*; ZEIGER (R. S.). « Food Allergen Avoidance in the Prevention of Food Allergy in Infants and Children ». *Op. cit.*

50 GREER (F. R.), SICHERER (S. H.), BURKS (W. A.) and the Committee on Nutrition and Section on Allergy and Immunology. *Op. cit.*

51 *Ibid.*

52 Organisation mondiale de la santé (OMS), www.who.int/features/qa/21/
fr/index.html; World Health Organization, *Prevention of Allergy and
Allergic Asthma*, www.worldallergy.org/professional/who_paa2003.pdf.

53 GREER (F. R.), SICHERER (S. H.), BURKS (W. A.) and the Committee
on Nutrition and Section on Allergy and Immunology. *Op. cit.*

54 *Ibid.*

55 *Ibid.*

56 SAMPSON (H. A.). *Op. cit.*

57 World Health Organization. *Op. cit.*

58 GREER (F. R.), SICHERER (S. H.), BURKS (W. A.) and the Committee on
Nutrition and Section on Allergy and Immunology. *Op. cit.*

59 SICHERER (S. H.). « Current reviews of Allergy & Clinical Immunology:
Clinical implication of cross-reactive food allergens », *Journal of Allergy
and Clinical Immunology*, 2001, 108(6), p. 881-890.

60 ZEIGER (R. S.). *Op. cit.*

61 DUTAU (G.), RANCÉ (F.). « Histoire de l'allergie alimentaire: des
précurseurs à l'histoire contemporaine », *Op. cit.*

62 ST-PIERRE (J.-P.). *Les allergies*, Éditions Rudel Médias, coll.
Petit médecin de poche, 2007, 171 pages.

63 DUTAU (G.), RANCÉ (F.). « Histoire de l'allergie alimentaire:
des précurseurs à l'histoire contemporaine », *Op. cit.*

64 IMAMURA (T.), KANAGAWA (Y.), EBISAWA (M.). « A survey of patients
with self-reported severe food allergies in Japan », *Pediatric Allergy
and Immunology*, 2008, 19(3), p. 270-274.

65 COLLECTIF. «Adverse reactions to foods», *Op. cit.*

66 LACK (G.). *Op. cit.*; DUTAU (G.), RANCÉ (F.). « Histoire de l'allergie
alimentaire: des précurseurs à l'histoire contemporaine », *Op. cit.*

67 *Ibid.*

68 SAMPSON (H. A.). « Update on food allergy », *Journal of Allergy and
Clinical Immunology*, 2004, 113(5), p. 805-819.

69 ST-PIERRE (J.-P.). *Op. cit.*

L'ANAPHYLAXIE

L'ANAPHYLAXIE

Bien qu'il n'ait pas encore été possible de rallier toute la communauté médicale autour d'une définition universelle de l'anaphylaxie, les autorités canadiennes en allergie s'entendent pour la décrire comme une réaction allergique grave à un stimulus, qui se produit soudainement, qui affecte un ou plusieurs systèmes de l'organisme et qui s'accompagne de multiples symptômes[1]. Un comité d'experts sur l'anaphylaxie, associés au World Allergy Organization (WAO), la définit comme une réaction allergique sérieuse qui se produit rapidement et qui peut causer la mort[2]. C'est une succession de symptômes cliniques qui peuvent débuter par l'apparition de symptômes légers et qui peuvent progresser rapidement vers une atteinte respiratoire ou circulatoire. De plus, à la lumière des connaissances actuelles, il est difficile, voire impossible, de prévoir la sévérité que prendra la réaction anaphylactique au moment où elle apparaît.

L'anaphylaxie peut être déclenchée par de multiples agents : des aliments, des venins d'insectes, des médicaments, du latex et même de l'exercice. De plus, certains cas d'anaphylaxie peuvent se présenter sans qu'on soit capable d'en identifier la cause.

On estime à 600 000 Canadiens, soit de 1 % à 2 %, la population à risque d'anaphylaxie associée aux aliments ou aux piqûres d'insectes[3]. On croit aussi que le nombre de cas d'anaphylaxie pourrait augmenter[4].

Comme ce livre est consacré aux allergies alimentaires, nous discuterons principalement de l'anaphylaxie causée par les aliments. L'anaphylaxie au latex, à l'exercice et aux piqûres d'insectes sera traitée dans la section Questions-réponses.

1. L'ANAPHYLAXIE CAUSÉE PAR LES ALIMENTS

Par définition, l'anaphylaxie alimentaire se déclenche habituellement dans un intervalle de deux heures suivant l'exposition avec l'élément déclencheur quoique, le plus souvent, elle apparaisse assez rapidement, c'est-à-dire quelques minutes après le contact. Exceptionnellement, on a rapporté dans la littérature une réaction apparue après quelques heures[5]. On croit qu'il pourrait y avoir un lien direct entre la rapidité d'apparition des symptômes après l'ingestion de l'aliment et la sévérité de la réaction[6].

La réaction anaphylactique est un processus évolutif. Comme on ne peut jamais prévoir son évolution et qu'on ne peut se fier aux réactions antérieures à titre de comparaison, il faut agir vite. Il ne faut surtout pas sous-estimer son potentiel à se développer rapidement et il faut la contrecarrer le plus vite possible[7].

Les réactions anaphylactiques d'origine alimentaire représentent de 30 % à 50 % de toutes les réactions anaphylactiques traitées aux urgences des pays industrialisés. Aux États-Unis, on évalue que, chaque année, une centaine de personnes meurent d'une réaction allergique à des aliments[8].

Le déroulement de la réaction anaphylactique

La période de sensibilisation

Prenons une réaction au lait pour expliquer comment se développe une réaction allergique alimentaire. Une personne consomme du lait : c'est un premier contact. Des cellules immu-nitaires transmettent alors au corps le message qu'il vient d'être « envahi » par un agresseur, ici la protéine de lait. Ces cellules de défense développent des anticorps IgE « anti-lait » qui vont se poster, telle une garnison de soldats en attente, à la surface d'autres cellules spécialisées, dans la peau, les poumons et le sang. Le corps se prépare ainsi à faire face à la prochaine agres-sion. C'est ce qu'on appelle la « période de sensibilisation ». À ce moment précis, la personne, qui devient sensibilisée, ne perçoit aucun symptôme ou signe de réaction.

L'exposition subséquente

Lorsque la personne consomme du lait après cette période de sensibilisation, la garnison de soldats en attente se mobilise et déploie ses gros canons. L'agresseur, la protéine de lait, est attiré et va se fixer sur les anticorps IgE « anti-lait » postés à la surface des cellules spécialisées. Telle une clé qui s'insère dans la bonne serrure, ce sera le signal qui déclenchera la libération des substances chimiques (comme l'histamine, les leukotriè-nes, la tryptase, etc.) qui feront apparaître les symptômes de la réaction allergique dont le dénouement demeure, comme on l'a vu, imprévisible.

La réaction allergique est donc déclenchée lorsqu'un allergène auquel on a été sensibilisé traverse nos barrières protectrices naturelles (peau, muqueuses) et parvient à péné-trer à l'intérieur de notre corps. Cela peut se faire de différentes façons : la consommation d'un aliment, une piqûre d'insecte, la prise ou l'injection d'un médicament, etc.

Les symptômes de l'anaphylaxie

L'anaphylaxie à un aliment peut se traduire par une quaran-taine de symptômes différents. Les manifestations cutanées sont les plus fréquentes et surviennent dans plus de 90 % des réac-tions[9]. Le système respiratoire, quant à lui, est affecté environ une fois sur deux. Il est important de noter que la manifestation et la séquence d'apparition des symptômes ne seront pas nécessairement identiques chez tous les individus ou d'un épisode à l'autre, chez une même personne[10]. L'histoire de la jeune Amber en est un triste exemple. Cette jeune fille de 12 ans avait déjà expérimenté une réaction cutanée après avoir ingéré des noix. Jugeant les symptômes assez légers, elle évitait tout simplement d'en consommer et n'avait jamais consulté pour des tests d'allergie. Elle n'avait donc pas d'auto-injecteur d'épinéphrine en sa possession. Un jour, on lui présente un chocolat qu'elle croit être fourré à la crème de fraise. À la première bouchée, elle réalise que ce chocolat contient des noix. Elle éprouve rapidement des problèmes respiratoires qui progressent vers une perte de conscience et un arrêt cardiaque. Elle meurt quelques jours plus tard à l'hôpital sans jamais avoir repris conscience. Cette histoire, rapportée dans les journaux britanniques[11], nous rappelle qu'il est encore parfois impossible, même pour les spécialistes, de prédire qui est à risque de réactions anaphylactiques fatales.

On sait toutefois que les symptômes les plus dangereux impliquent une difficulté à respirer ou une chute de la pression artérielle, qui peuvent se manifester par un étourdissement, un vertige, une sensation de faiblesse ou une modification de l'état de conscience. Ces deux types de symptômes peuvent entraîner la mort si la personne est laissée sans traitement. Il est toutefois important de préciser que la majorité des réactions anaphylactiques ne se terminent pas de façon aussi dramatique. En fait, ce n'est que l'infime minorité de celles-ci qui se soldent par un décès.

Systèmes affectés	Symptômes
Cutané (la peau) Les symptômes cutanés sont présents dans environ 90 % des cas d'anaphylaxie[12]	Enflure Éruption cutanée Chaleur Urticaire : peau marbrée avec plaques blanches surélevées et rougeurs associées à une démangeaison

Respiratoire (les poumons) Les symptômes respiratoires sont présents dans environ 40 % à 60 % des cas d'anaphylaxie[13]	Difficulté à respirer Sifflement : respiration bruyante typiquement associée à un rétrécissement des bronches Toux
Oto-rhino-laryngologique (les oreilles, le nez et la gorge)	Symptômes ressemblant à ceux associés à la fièvre des foins : nez qui coule et qui pique, larmoiement, éternuements, congestion nasale Lèvres et langue qui enflent et piquent Yeux rouges qui piquent, enflure autour des yeux Modification de la voix ou des pleurs Gorge serrée
Gastro-intestinal (estomac et intestins) Les symptômes gastro-intestinaux sont présents dans 25 % à 30 % des cas d'anaphylaxie[14]	Crampes abdominales Nausées, vomissements Diarrhée Goût métallique dans la bouche
Cardiovasculaire (cœur et vaisseaux sanguins)	Peau pâle ou bleue Pouls rapide (au début) Pulsation faible ou irrégulière Étourdissements Chute de pression Perte de conscience Arrêt cardiaque

Neurologique (cerveau)	Anxiété
	Étourdissements
Les symptômes neurologiques sont présents dans 30 % à 35 % des cas d'anaphylaxie[15]	Sensation de catastrophe imminente
	Mal de tête
	Confusion
	Convulsions (1 % ou 2 % des cas[16])
	Perte de conscience
Reproducteur	Crampes utérines chez les femmes, besoin d'uriner, incontinence

La réaction en deux temps ou réaction biphasique

La plupart des réactions anaphylactiques se présentent rapidement, généralement dans les minutes qui suivent le contact avec l'allergène. Habituellement, quelques heures après le traitement, les symptômes disparaissent et le patient peut reprendre tranquillement une activité normale. Toutefois, une fois sur cinq, la réaction anaphylactique peut réapparaître spontanément après quelques heures (on parle d'une moyenne de 8 heures) après la résolution des symptômes, sans qu'un deuxième contact avec l'allergène soit nécessaire. Certaines études ont même fait état d'un délai pouvant atteindre 72 heures[17]. La sévérité de cette deuxième réaction peut être identique, moins grave ou plus grave que la première. On appelle « réaction biphasique » ce type de réactions en deux phases.

Les réactions biphasiques sont impossibles à prévoir. Il semble cependant que l'administration tardive d'épinéphrine lors de l'apparition des symptômes initiaux puisse être associée à un risque plus élevé de développer une réaction biphasique[18].

Ainsi, pour parer à cette éventualité, il est recommandé de TOUJOURS garder la personne qui fait une réaction anaphylactique en observation médicale pendant un minimum de 4 à 6 heures ou aussi longtemps que le médecin le juge nécessaire.

Les réactions fatales

Les analyses rétrospectives de réactions anaphylactiques fatales ont permis de déterminer des dénominateurs communs associés aux réactions qui se sont soldées par un décès. On sait maintenant que l'absence de symptômes cutanés, la présence concomitante d'asthme, un historique d'une ou de plusieurs réactions anaphylactiques graves, le retard ou l'absence d'administration d'épinéphrine et l'âge – les adolescents et jeunes adultes sont plus à risque – sont des facteurs communs à la majorité des réactions anaphylactiques fatales associées à des aliments[19]. On sait maintenant que les patients qui ont reçu un diagnostic d'anaphylaxie et qui souffrent d'asthme seraient plus à risque de développer de graves problèmes respiratoires lors d'une réaction allergique[20]. Lorsque des problèmes respiratoires surviennent et qu'une réaction anaphylactique est suspectée, mais qu'il y a un doute quant à la possibilité qu'il s'agisse ou non d'une crise d'asthme, les spécialistes recommandent d'utiliser d'abord l'épinéphrine avant de recourir aux médicaments contre l'asthme[21].

L'identification de ces facteurs de risque a permis de développer de meilleures stratégies préventives. La reconnaissance des symptômes, la maîtrise de l'utilisation des auto-injecteurs d'épinéphrine et le contrôle des pathologies concomitantes sont certainement des éléments essentiels à une bonne prévention.

2. LE DIAGNOSTIC DES ALLERGIES ALIMENTAIRES

Lorsque nous soupçonnons une allergie à un aliment, il est important qu'un diagnostic vienne confirmer nos doutes. Comme, pour le moment, la seule façon de prévenir un épisode allergique est l'évitement, il est bon de savoir précisément ce qu'on doit bannir de son alimentation. Pour la plupart des personnes allergiques, l'identification de l'aliment responsable se fait facilement, mais, pour d'autres, le recours à des tests est nécessaire, voire incontournable. Pour cela, il est recommandé de consulter un allergologue, un médecin spécialisé dans le domaine des allergies. Bien que n'importe quel médecin puisse identifier des allergies au moyen d'un questionnaire médical et d'un examen physique, l'allergologue est la personne idéale pour choisir les meilleurs tests diagnostiques, les interpréter correctement afin de confirmer ou d'infirmer le diagnostic et proposer un plan de traitement.

PETIT CONSEIL

Il n'est pas toujours facile d'obtenir rapidement un rendez-vous avec un spécialiste en allergies. L'attente peut durer quelques mois. Toutefois, pour contrer les annulations de dernière minute, certains allergologues ont des listes de remplacement pour combler leurs plages de rendez-vous vacantes. Si votre horaire est flexible, vous pourriez demander que votre nom soit inscrit sur cette liste. Cette stratégie pourrait vous faire gagner quelques semaines.

Examen clinique et physique

Le questionnaire médical et l'examen physique sont les éléments cruciaux de l'enquête du spécialiste. L'information ainsi recueillie servira à orienter son investigation et établira la base d'interprétation des résultats obtenus au moyen des tests diagnostiques.

Souvent, les questions peuvent prendre la forme d'une véritable enquête de détective. On vous questionnera sur les aliments consommés, la quantité ingérée, le délai entre la consommation et l'apparition des symptômes, le type de symptômes que vous avez ressentis, leur durée, leur récurrence, etc. Le questionnaire permet de déterminer la gravité des symptômes et le type d'expositions (ingestion, inhalation ou contact), de dépister les fausses allergies alimentaires ou de repérer la consommation d'aliments masqués. À la lumière de l'information recueillie à l'aide du questionnaire et à la suite de l'examen clinique, l'allergologue choisira les tests diagnostiques auxquels il aura recours.

Si le médecin soupçonne une allergie dépendante aux anticorps IgE, la recherche d'anticorps spécifiques à l'aliment qui semble présenter un problème sera entreprise au moyen de tests cutanés ou de prises de sang.

Les tests cutanés

Avantages : De tous les tests diagnostiques disponibles en allergologie, le test cutané est de loin le plus avantageux : il est économique, simple, rapide, sans danger lorsque effectué par un professionnel et peu traumatisant pour le patient. De plus, il peut être effectué au bureau du spécialiste, et les résultats sont disponibles au bout d'une quinzaine de minutes. Il n'y a pas d'âge minimum pour être dirigé vers un spécialiste en allergies et pour faire des tests[22].

Méthode : Dans son cabinet, l'allergologue dispose d'une panoplie de petites fioles qui contiennent chacune une solution standardisée d'extrait d'un aliment. Il possède en général une solution pour la plupart des aliments responsables des réactions allergiques courantes.

À l'aide d'un compte-gouttes, on dépose une goutte de l'extrait correspondant à l'aliment suspect sur la peau de l'avant-bras du patient (ou rarement dans son dos) de façon très ordonnée. Cela est important car, si on doit tester plus d'un aliment, il faut éviter que les gouttes ne se touchent et il faut surtout savoir à quel aliment correspond chacune des gouttes. Au total de ces gouttes, il ajoutera deux autres gouttes correspondant d'une part au contrôle positif et d'autre part au contrôle négatif.

Le contrôle positif est composé d'une solution d'histamine (une substance sécrétée par notre corps lors de réaction allergique). Il sert à vérifier la sensibilité de la peau du patient et à confirmer que le patient ne prend pas de médicament pouvant interférer avec les résultats du test. La peau des personnes au teint plus clair ou une peau eczémateuse a tendance à marquer plus facilement. Ce contrôle servira donc d'outil de comparaison avec les réactions aux extraits susceptibles d'apparaître sur la peau du patient.

Pour sa part, le contrôle négatif est une goutte de solution de sel et d'eau qui, une fois déposée sur la peau, ne devrait pas causer de réaction. Le contrôle négatif servira de base de comparaison avec les autres réactions susceptibles d'apparaître sous les extraits d'aliments.

Une fois que les gouttes ont été appliquées sur la peau, l'allergologue utilise une toute petite aiguille et perfore très délicatement la couche superficielle de la peau du patient à travers chacune des petites gouttes. Il prend soin de changer son aiguille entre chaque perforation afin de ne pas contaminer les gouttes entre elles, ce qui pourrait fausser les résultats. Il essuie ensuite la peau pour enlever tout résidu d'extrait.

À ce moment, le patient peut ressentir des picotements sur la peau et avoir une irrésistible envie de se gratter, mais ces sensations sont habituellement passagères et de faible intensité. Après une quinzaine de minutes, on examine la peau du patient. Lorsqu'une réaction apparaît sous forme de rougeur et d'enflure, on la mesure en millimètres et on la compare au contrôle négatif. En général, une enflure de plus de trois millimètres du contrôle négatif indique une réponse positive[23].

Attention! Un résultat positif n'est toutefois pas une preuve irréfutable d'allergie. Un test cutané positif pour un aliment précis signifie simplement que le patient a développé des anticorps IgE contre cet aliment.

Il faut savoir que des personnes peuvent développer des anticorps IgE contre certains aliments et être capables d'en consommer sans inquiétude. Dans ce cas, on dit que le patient a une tolérance clinique à cet aliment. À titre d'exemple, si on effectuait une série de tests cutanés sur un groupe d'individus sans tenir compte de leur histoire médicale, les résultats positifs qu'on obtiendrait seraient dans une importante proportion, de faux positifs. Cela signifie que ces personnes pourraient manger cet aliment sans éprouver aucun symptôme[24]. On comprend alors pourquoi le jugement clinique du spécialiste est si important. Il pourrait, par exemple, juger non nécessaire d'effectuer un test cutané pour un aliment particulier, s'il estimait que l'histoire médicale ne le justifie pas, car un test cutané faussement positif pourrait entraîner des restrictions alimentaires inutiles et affecter la qualité de vie.

En résumé, pour obtenir un diagnostic fiable d'allergie à un aliment, il faut d'abord que l'histoire médicale évoque un contact avec un aliment spécifique qui a provoqué des symptômes allergiques ET que le test effectué par le spécialiste ait démontré que le patient a développé des anticorps IgE contre cet aliment spécifique.

Dans le cas opposé, où la peau du patient ne présente aucune rougeur ou enflure, on conclura que le test cutané est négatif, plus exactement que le patient n'a pas développé d'anticorps contre l'aliment testé. Théoriquement, on peut exclure une allergie à cet aliment. Encore ici, les résultats obtenus devraient être analysés en fonction de l'histoire médicale.

Test cutané avec l'aliment frais

Il peut arriver que la solution d'extrait d'un aliment particulier ne soit pas disponible parce que l'allergie suspectée est causée par un aliment rare pour lequel l'extrait n'a jamais été développé. De plus, les protéines responsables des allergies à certains fruits et légumes étant très instables, il n'est pas toujours possible d'avoir des extraits commerciaux fiables pour tester ces aliments[25]. Dans de telles circonstances, il peut arriver que l'on ait recours à un échantillon de l'aliment frais pour procéder à un test cutané. Pour réaliser ce test, l'allergologue pique dans l'aliment frais puis, avec la même aiguille, perfore la couche superficielle de la peau du patient. D'autres choisissent de déposer l'aliment frais directement sur la peau et de piquer au travers. Enfin, dans le rare cas où l'on obtient un test cutané négatif avec un extrait d'aliment alors qu'une réaction évoquée par le patient est plutôt convaincante, l'allergologue pourrait décider de reprendre le test cutané avec un extrait de l'aliment frais.

Limites : Les tests cutanés sont des tests relativement inoffensifs. Il existe toutefois quelques rares cas où ils pourraient présenter un risque plus élevé chez certains patients très sensibles. De plus, une peau présentant des lésions importantes chez un enfant souffrant d'eczéma sévère ou chez un patient qui prend des médicaments pouvant interférer avec les résultats des tests sont quelques exemples de situations où le recours aux tests cutanés pourrait être à reconsidérer. Dans ces circonstances, le spécialiste pourrait recourir à un autre type de tests.

Par ailleurs, chez les très jeunes enfants (moins de 1 an), l'interprétation des résultats doit tenir compte du fait que le système immunitaire n'a pas encore atteint sa pleine maturité et que certains résultats négatifs peuvent être faussés[26]. Le jugement du spécialiste est donc important.

Les réactions sur la peau pourraient aussi être atténuées dans les cas où l'on effectue le test cutané sur une région qui a été traitée fréquemment avec des crèmes à base de médicament. L'allergologue pourrait alors choisir de faire le test sur une autre région du corps, comme le dos au lieu du bras par exemple, ou simplement recourir au test sanguin[27].

La prise de certains médicaments, en particulier les antihistaminiques, peut aussi fausser les résultats des tests cutanés. Il est donc important de cesser la prise de ces médicaments quelques jours avant de procéder aux tests d'allergie. Habituellement, on vous invite à le faire lors de la prise de rendez-vous avec votre allergologue. Si vous avez des doutes, n'hésitez pas à vous renseigner auprès de votre spécialiste.

Les tests sanguins

Lorsque les tests cutanés sont impossibles à effectuer à cause de problèmes cutanés graves ou si l'on juge qu'ils peuvent, dans de très rares cas, présenter un danger pour le patient, on peut avoir recours à des tests sanguins pour chercher les anticorps IgE présents dans le sang. De plus, comme il est assez facile de faire une prise de sang, ces tests peuvent être utilisés dans les milieux où le recours aux tests cutanés est plus difficile.

Avantages : Un des principaux avantages de ce test est qu'il permet, avec une seule prise de sang, d'effectuer la recherche d'anticorps pour plusieurs aliments à la fois. D'autres avantages de ce test sont que le résultat n'est pas affecté par la prise concomitante d'antihistaminiques ou de crèmes et qu'ils représentent une excellente alternative pour les patients chez qui on ne peut utiliser les tests cutanés[28].

Il existe deux types de tests sanguins reliés aux allergies :

— Le dosage qualitatif des anticorps (Test RAST ou FEIA)[*29] qui nous confirme si la personne a développé ou non des anticorps contre certains aliments.

— Le dosage quantitatif des anticorps (CAP RAST ou CAP-FEIA) qui permet de quantifier le nombre d'anticorps spécifiques à un aliment, que la personne a développés.

---

[*] Les tests RAST et FEIA sont deux tests qui recherchent la présence d'anticorps IgE dans le sang du patient et qui font appel à deux technologies différentes : Le RAST utilise une technologie utilisant la radioactivité tandis que le FEIA, plus récent, a recours à la fluorescence. Le terme RAST demeure le terme utilisé couramment pour parler de cette technologie.

Le test RAST (FEIA)

Méthode : En laboratoire, on mélange l'échantillon de sang provenant du patient avec des extraits alimentaires pour voir si ce dernier a développé des anticorps spécifiques contre certaines de ces protéines alimentaires. Un test négatif nous suggère très fortement que le patient n'est pas allergique à la substance testée, car il n'a pas développé d'anticorps contre cette substance.

Par contre, un test positif nous confirme que le patient a développé des anticorps mais, encore une fois, il est primordial d'interpréter ce résultat en fonction de l'histoire clinique sous-jacente. C'est pourquoi l'interprétation d'un spécialiste est cruciale à cette étape-ci du processus diagnostique.

Limites : Ces tests sont plus coûteux et plus désagréables que les tests cutanés. Ils requièrent une prise de sang, et l'obtention des résultats prend plus de temps, car l'analyse doit se faire dans un laboratoire spécialisé. Le résultat obtenu nous informe de la présence ou de l'absence d'anticorps IgE spécifiques à un ou plusieurs aliments sans toutefois nous donner plus de détails. C'est pourquoi les tests RAST (FEIA) sont de plus en plus remplacés par une nouvelle technologie, les CAP-RAST (ou CAP-FEIA), qui quantifie le nombre d'anticorps IgE, permettant ainsi de suivre l'évolution des allergies de la personne.

Les tests CAP-RAST, CAP-FEIA

L'arrivée des tests de dosage quantitatif des anticorps IgE au cours de la dernière décennie a permis de suivre l'évolution des allergies chez les enfants. Des chercheurs qui ont étudié de grands groupes d'enfants allergiques ont développé des tables de corrélations entre la quantité d'anticorps présents dans le sang et les risques de réactions pour des allergènes comme le lait, l'œuf, l'arachide et le poisson chez des enfants de plus de deux ans[30].

Ainsi, si le nombre d'anticorps anti-arachide trouvés dans le sang du patient est inférieur à la valeur critique établie pour

l'arachide, la personne a de bonnes chances de tolérer l'arachide si on la met en contact avec cet allergène[31]. Parallèlement,
si la concentration d'anticorps IgE anti-arachide du patient est
égale ou supérieure à la valeur critique établie pour l'arachide,
on pourra dire avec un bon degré de certitude que la personne
réagira à l'aliment si elle en consomme. Les valeurs critiques
varient d'un aliment à l'autre et diffèrent selon qu'il s'agisse d'un
enfant ou d'un adulte, les valeurs critiques étant plus faibles
chez les jeunes enfants[32].

Certains auteurs ont proposé que ces valeurs critiques
servent de base de décision pour effectuer des provocations
alimentaires à certains allergènes comme l'arachide, le lait,
l'œuf, les noix et le poisson. Ces tables aident donc à prédire
les chances qu'une personne considérée comme allergique
puisse consommer un aliment sans réagir, lorsque l'on doute de la
persistance de son allergie malgré un test cutané positif[33].

Certains allergologues utilisent aussi les dosages quan-
titatifs des anticorps IgE à intervalles réguliers pour suivre
l'évolution de l'allergie alimentaire de leurs jeunes patients et
juger du meilleur moment pour envisager un test de provocation
sous supervision médicale.

Méthode : Un échantillon de sang est envoyé dans un laboratoire spécialisé et est mélangé à des extraits alimentaires pour
voir si le patient a développé des anticorps spécifiques contre
certaines de ces protéines alimentaires. On calcule ensuite le
nombre d'anticorps produits par le patient avec des instruments
hautement spécialisés.

Limites : Les limites de ces tests sont les mêmes que pour
les test RAST. De plus, comme les laboratoires spécialisés qui
sont en mesure d'effectuer ce genre de dosage sanguin sont peu
nombreux, le délai d'attente peut être un peu plus long.

La diète d'élimination

Ce test consiste à enlever de la diète de la personne chez qui l'on soupçonne une allergie le ou les aliments que l'on croit être la cause du problème. Pour obtenir un résultat convaincant, il faut être excessivement rigoureux et supprimer toute trace de l'aliment pour une période bien précise. Une période de deux semaines est habituellement suffisante si l'on soupçonne une allergie causée par les anticorps IgE. Pour un désordre alimentaire dont le mécanisme ne semble pas associé aux anticorps IgE, une telle diète d'élimination pourrait se prolonger sur plusieurs semaines, le temps de permettre à la muqueuse intestinale de revenir à un état normal. Dans certains cas extrêmes, une diète liquide ne comprenant que des éléments nutritionnels de base peut être prescrite. Un suivi diététique est nécessaire pour identifier les sources cachées d'allergènes, pour éviter les carences nutritionnelles et pour maximiser les chances de succès[34].

Le journal alimentaire

Le journal alimentaire est le recueil écrit de tout ce qui est ingéré par le patient. Il peut être très utile pour identifier des aliments cachés ou oubliés, et observer les caractéristiques des réactions.

Le test de provocation alimentaire

La provocation alimentaire consiste à faire manger à un patient, sous étroite supervision médicale et de façon très contrôlée, des quantités progressives d'un aliment qu'on soupçonne être ou avoir été la cause d'une allergie alimentaire.

ATTENTION ! Le choix de procéder à une provocation alimentaire ne doit en aucun cas provenir du patient ou de sa famille, doit faire l'objet d'une décision du spécialiste et toujours s'effectuer sous étroite supervision médicale, dans des installations équipées pour traiter l'anaphylaxie.

On s'assure que tous les symptômes allergiques (incluant l'asthme) du patient sont bien contrôlés et on lui fait consommer, à intervalles réguliers (aux 15 ou aux 20 minutes, par exemple) des doses croissantes de l'aliment suspect jusqu'à ce qu'une réaction apparaisse ou qu'une quantité suffisante, déterminée par l'âge de la personne, ait été consommée sans avoir déclenché de symptômes.

Indications : Plusieurs circonstances peuvent justifier le recours à des provocations alimentaires : un test cutané non concluant, une histoire de réaction antérieure confuse, une dichotomie entre l'histoire médicale et le résultat des tests (par exemple, une persistance des tests cutanés positifs malgré un contact inopiné avec un allergène sans qu'il y ait eu apparence de réaction allergique ou, à l'inverse, un test cutané négatif et une histoire antérieure de réaction allergique). De plus, si l'on soupçonne que plusieurs aliments peuvent être en cause ou s'il y a présence de symptômes allergiques chroniques comme l'eczéma ou l'asthme, le recours aux provocations alimentaires peut être justifié.

Il existe plusieurs types de provocations alimentaires :

La provocation ouverte

Ce type de provocation est celui qui est le plus souvent pratiqué en clinique. Le patient et le personnel médical savent que le patient consomme l'aliment suspect. À titre d'exemple, un jeune enfant qui subit une provocation ouverte pour savoir s'il est encore allergique à l'œuf recevrait des quantités croissantes d'œuf brouillé toutes les 15 à 20 minutes jusqu'à ce que l'équivalent d'un œuf soit consommé.

La provocation à l'aveugle contre placebo

Ce type de provocation est utilisé pour éviter que le patient ou la famille du patient n'influence les résultats du test. C'est pourquoi seul le personnel médical connaît ce que le patient consomme. Ni le patient ni sa famille n'est au courant. Dans ce contexte, le même enfant recevrait un œuf battu mélangé avec de la compote de pommes pour masquer le goût. Dépendamment de la dose, l'agent masquant peut ou non contenir l'allergène. Toutefois, la dernière dose de cette provocation alimentaire est une portion normale de l'aliment suspect et son contenu est connu du patient.

La provocation alimentaire à double insu contre placebo

Ce test est reconnu comme le meilleur de tous les tests diagnostiques disponibles en allergologie[35]. On comprendra toutefois qu'éthiquement parlant il n'est pas toujours opportun d'y avoir recours à cause des risques qu'il peut présenter. Le choix repose donc sur le jugement du médecin qui aura interrogé et examiné le patient avant de recourir à des tests appropriés.

Ce type de provocation est utilisé presque exclusivement dans des cadres de recherches cliniques extrêmement rigoureuses. Ni le patient ni le personnel médical participant directement au test ne connaissent la nature de ce que le patient consomme. On élimine ainsi tout risque d'interférence sur le résultat. Toutefois, par mesure de sécurité, des membres du personnel médical qui ne participent pas directement à la provocation connaissent la nature de ce qui sera consommé par le patient. On utilise habituellement des capsules identiques contenant soit l'aliment suspect, soit un placebo, à des doses croissantes. Encore une fois, la dernière dose de cette provocation alimentaire doit correspondre à une portion normale de l'aliment suspect, et son contenu doit être connu du patient.

Une provocation alimentaire prend fin lorsque qu'une réaction allergique peut être constatée par le médecin responsable ou lorsque le patient a consommé sciemment une portion normale de l'aliment suspect sans qu'il y ait manifestation de symptômes. Toutefois, par prudence, on suggère que toutes les provocations alimentaires à l'aveugle négatives soient confirmées par la consommation connue d'une portion normale de l'aliment par le patient, sous observation médicale[36].

À la fin des provocations alimentaires, le patient doit être gardé sous supervision médicale aussi longtemps que le médecin responsable le juge nécessaire.

LES PROVOCATIONS ALIMENTAIRES DOIVENT TOUJOURS ÊTRE EFFECTUÉES SOUS ÉTROITE SUPERVISION MÉDICALE[37]!

Tests pour allergies non IgE-dépendantes

Les patients affectés d'une allergie ne mettant pas en jeu les anticorps IgE ont souvent plus de difficulté à identifier le ou les aliments responsables, car les réactions prennent plus de temps à se manifester. De plus, comme les anticorps IgE ne jouent pas de rôle dans ce type de réactions, les tests cutanés et RAST (FEIA) ne sont d'aucun secours. Le spécialiste pourrait recourir à d'autres types de tests moins accessibles et moins connus, comme des biopsies[38]. Le plus souvent, on procédera à l'exclusion des aliments suspectés pour quelque temps, puis à leur réintroduction dans la diète tout en observant le patient pour voir s'il y a réapparition des symptômes.

Un test en expérimentation dans les milieux de recherche est l'utilisation d'un timbre cutané (patch test) qui consiste à appliquer localement sur la peau une solution contenant l'allergène pour une période prolongée (48 heures). Cette méthode prometteuse est en développement pour le diagnostic des réactions d'allergies non associées aux IgE. Elle demeure toutefois expérimentale, et les méthodes d'utilisation de ce test ainsi que la façon d'interpréter les résultats demandent à être standardisées avant de voir son utilisation généralisée[39].

Autres tests disponibles... prudence et jugement

Il n'est pas toujours facile d'obtenir un diagnostic rapide pour des hypersensibilités mettant en cause les réactions non associées aux anticorps IgE. L'attente pour consulter des spécialistes est longue, et la démarche demande souvent un ajustement diététique complexe sans garantie de résultats ou avec des résultats qui peuvent tarder à se manifester. Les personnes et familles, souvent désespérées, ont parfois tendance à se tourner vers des praticiens qui leur offrent plus d'écoute et des solutions de rechange. Il faut savoir que certains « praticiens de médecine douce » qui se disent spécialistes des allergies proposent des tests alternatifs ciblant justement ces personnes désespérées. Les solutions proposées ne s'appuient pas toujours sur des bases scientifiques rigoureuses.

Par exemple, il existe sur le marché des tests de réactivité immunologique, des tests de kinésiologie appliquée, des tests de cytotoxicité, des tests mesurant le champ électromagnétique, des tests de mesure du pouls, etc. qui sont proposés aux personnes présentant différents symptômes d'hypersensibilité à des aliments, additifs et contaminants environnementaux. Les symptômes assez généraux tels maux de tête chroniques, douleurs musculaires, dépression, difficulté à accomplir son travail, etc. qui justifient le recours à ces tests ne sont pas des symptômes habituellement associés aux allergies dépendantes des anticorps IgE, au potentiel anaphylactique[40].

Les tests de réactivité immunologique

Les tests de réactivité immunologique visent à établir le lien entre les problèmes de santé et l'alimentation. Ce test, effectué en laboratoire, consiste à prendre un échantillon de sang de la personne, à en extraire les cellules immunitaires et à les incuber en présence de différents aliments et agents de conservation. On vérifie ensuite si les cellules immunitaires réagissent avec ces différentes substances. On prétend que ce type de tests peut identifier les réactions associées à un type d'anticorps particulier, différent des IgE, les IgG. Avec le rapport final, on vous remet une liste d'aliments, additifs et autres substances susceptibles d'être à l'origine de vos symptômes.

Un de ces tests a été récemment commercialisé au Québec pour le diagnostic de réactions alimentaires se présentant sous forme de malaises pouvant affecter plusieurs systèmes de l'organisme : troubles respiratoires, maux de ventre, diarrhée, eczéma, urticaire, migraine, difficulté de concentration, etc.[41] Avec une seule prise de sang, on propose de faire la recherche d'anticorps pour plus de 270 aliments et métaux lourds différents. Malheureusement, il n'existe pas de preuves scientifiques probantes d'un lien entre le taux d'anticorps ciblés par ce test et les symptômes du patient. Les anticorps ciblés par ce test, les IgG, ont en effet été décelés chez des personnes allergiques et chez des personnes non allergiques. Dans ce contexte, ils n'ont donc aucune signification[42].

D'autres études rigoureuses, indépendantes et contrôlées sont nécessaires pour justifier la pertinence d'un tel test. Les allergologues, dermatologues et gastro-entérologues du Québec l'ont dénoncé d'une seule voix et ont clairement indiqué qu'une allergie alimentaire ne peut pas être diagnostiquée sur la base d'un tel test. Ils ajoutent qu'il ne faut pas sous-estimer les risques de faux diagnostics et de carences alimentaires consécutives à d'inutiles diètes d'élimination[43].

En plus d'exiger plusieurs centaines de dollars pour ce genre de test, certaines compagnies proposent aussi un traitement qui consiste à prendre des combinaisons de suppléments nutritionnels qu'elles vendent à fort prix. Avant de recourir à ce genre de test, il serait donc prudent d'en discuter avec un allergologue.

Les tests de kinésiologie appliquée

Lors de tests de kinésiologie appliquée, on mesure subjectivement la force des bras du patient. Le patient tient dans une main l'aliment suspect, souvent à l'intérieur d'une bouteille de verre, pendant que l'investigateur estime la force musculaire de l'autre main. La prémisse est que toute dysfonction organique s'accompagne d'une faiblesse musculaire spécifique, ce qui permet de diagnostiquer des maladies en procédant à l'analyse des muscles. Il n'existe toutefois aucune justification scientifique permettant de soutenir une telle pratique.

Le test de cytotoxicité

Le test de cytotoxicité est basé sur une théorie non confirmée scientifiquement, selon laquelle les allergies alimentaires modifient la forme et la taille des globules blancs. On applique une goutte de sang du patient sur une lamelle de verre recouverte d'un extrait alimentaire séché. On observe ensuite les globules blancs au microscope afin de déterminer s'ils ont changé de forme.

La mesure du pouls

La mesure du pouls est quant à elle basée sur l'hypothèse, encore là non vérifiée, que la pulsation serait modifiée au contact d'un allergène alimentaire.

L'analyse des cheveux

On prend un échantillon des cheveux de la personne et on l'envoie dans un laboratoire pour en évaluer la teneur en minéraux. Aucune étude n'a permis jusqu'à maintenant de confirmer que l'analyse des cheveux pouvait renseigner sur l'état nutritionnel d'un individu, et des études à double insu n'ont trouvé aucun fondement scientifique à ce test. De plus, les colorations, shampoings et autres traitements peuvent affecter le contenu minéral du cheveu.

Avec ces genres de tests, il est essentiel de garder un esprit critique. Ces tests ont été développés par des intérêts privés et ciblent des symptômes non spécifiques, pour lesquels la médecine traditionnelle offre peu de réponses. Ils sont souvent proposés par des personnes sans formation, qui se prétendent spécialistes en allergies, mais qui ne sont pas reconnues par les autorités médicales. Les frais exigés, parfois élevés, ne sont pas remboursés par les assurances privées. Il serait plus prudent de consulter des allergologues avant tout afin de voir si votre état pourrait justifier le recours à ces tests, et si ces tests peuvent être d'une quelconque utilité.

3. AFFRONTER UN DIAGNOSTIC D'ANAPHYLAXIE

Après avoir parlé à des centaines de personnes qui ont reçu un diagnostic d'allergie alimentaire pouvant représenter une menace pour leur vie, j'ai constaté la diversité des émotions que cela peut déclencher chez des parents et chez des individus. À partir du moment où un diagnostic de la sorte est annoncé, la personne est placée devant une réalité qui l'oblige à s'ajuster... rapidement ! Prête pas prête, elle doit affronter la réalité. Avouons qu'il y a de quoi ébranler la plus solide des confiances !

Plusieurs études scientifiques le confirment : un diagnostic d'allergie alimentaire grave ou d'anaphylaxie affecte la qualité de vie de l'individu et de sa famille, de même que les activités sociales, en apportant une charge émotionnelle non négligeable dans une famille[44]. Plusieurs témoignages entendus au cours des années en font foi. On doit faire le deuil d'une vie « normale ». On réalise que beaucoup de choses qui semblaient acquises devront dorénavant changer. On doit abandonner le confort de nos habitudes et s'adapter aux nouvelles exigences imposées par le diagnostic d'allergie, sans quoi on s'expose au danger. On réalise tôt ou tard que la marge d'erreur est très faible car, en matière d'allergie alimentaire, erreur égale réaction allergique et ses imprévisibles conséquences.

Il est vrai que certaines personnes arrivent à apprivoiser la situation plus rapidement que d'autres. Pourquoi ? Certes, intrinsèquement, les habiletés personnelles, les expériences antérieures, la personnalité ou les préférences peuvent faciliter le processus. Mais il semble aussi que plusieurs facteurs extérieurs peuvent faciliter la capacité d'adaptation des personnes et des familles devant vivre avec un diagnostic d'anaphylaxie alors que d'autres facteurs peuvent perturber ou ralentir ce processus. Le tableau suivant en présente quelques-uns[45].

Facteurs susceptibles d'influencer le processus d'adaptation des personnes et des familles

Facteurs facilitants	Facteurs perturbants
Information médicale et non médicale adéquate Lorsque l'on cherche à s'adapter à une situation difficile, la recherche d'information est souvent une stratégie gagnante. Une personne bien informée se sent mieux outillée pour affronter une situation difficile. L'information recherchée devrait, entre autres, inclure : - Les meilleures façons de prévenir des réactions allergiques (lecture des étiquettes, principes de contamination des aliments, etc.). - La reconnaissance des symptômes associés aux réactions allergiques. - L'intervention rapide par la maîtrise des techniques d'administration de l'auto-injecteur d'épinéphrine.	**Information médicale inconsistante** Des messages embrouillés peuvent semer la confusion et perturber le processus d'adaptation. L'information devrait donc provenir de sources sérieuses et rigoureuses.
Un bon réseau de soutien Le médecin traitant, la famille proche et élargie, les amis, le personnel scolaire, des regroupements d'autres parents vivant la même situation sont autant de ressources significatives qui peuvent faciliter le processus d'adaptation et aider à obtenir de l'information et des outils pour affronter le quotidien.	**Réticence à collaborer** Souvent associée à l'incompréhension des allergies alimentaires ou à la peur qu'elles peuvent engendrer, la résistance à collaborer manifestée par l'entourage est une importante difficulté rencontrée par beaucoup de parents d'enfants allergiques. Des grands-parents, du personnel scolaire, des amis qui ne saisissent pas bien les enjeux d'un diagnostic d'anaphylaxie et qui banalisent la situation peuvent interférer avec le processus d'adaptation de la famille. Des parents ont rapporté des relations familiales gravement perturbées par ce manque de compréhension du phénomène.

Bonne connaissance générale de ce qu'est un milieu sécuritaire	Manque de compréhension publique
Il est toujours plus facile de faire confiance à quelqu'un qui comprend et maîtrise bien les principes de sécurité pour une personne allergique.	Il est très difficile pour une famille de faire face à l'incompréhension. Une personne allergique qui doit voyager pour affaires et qui doit fréquenter les restaurants aura beaucoup plus de difficulté à s'adapter si elle ne trouve pas de compréhension autour d'elle.
Avoir une attitude positive, être flexible, voir les choses en perspective Mettre l'accent sur la liste des aliments permis au lieu de penser aux aliments non permis, remplacer une gâterie ou un dessert interdits par une autre douceur sont des stratégies qui aident à s'adapter aux restrictions imposées par les allergies. Point positif : Beaucoup de parents et d'intervenants reconnaissent que les enfants allergiques démontrent une maturité et un sens des responsabilités surprenants pour leur âge par comparaison avec les autres enfants. Choisir d'intégrer les limites imposées par les allergies à la routine familiale plutôt que de les voir comme des obstacles est une stratégie pouvant faciliter le processus d'adaptation[46].	**Souffrir d'une allergie à plusieurs aliments** Il est beaucoup plus complexe de gérer le quotidien lorsqu'on doit affronter simultanément des allergies à plusieurs aliments. Choisir des aliments exempts de trois ou quatre allergènes est effectivement une tâche beaucoup plus complexe qu'éliminer un seul allergène.

On a très peu étudié le processus d'adaptation des familles ou des individus (enfants ou adolescents) à un diagnostic d'anaphylaxie alimentaire. Des familles qui ont dû affronter un diagnostic d'anaphylaxie chez un de leurs enfants ont été interviewées. On a ainsi démontré que l'ajustement psychologique dont elles ont dû faire preuve était similaire à celui qu'exigeait l'annonce d'une maladie chronique[47]. On a reconnu un cycle d'ajustement au diagnostic d'anaphylaxie. Ainsi, lors du diagnostic, le degré d'anxiété initial est souvent très élevé. Or, cette anxiété peut pousser certaines personnes vers des actions constructives et leur permettre de s'intégrer dans la société au lieu de les isoler. Par exemple, cela peut servir de moteur pour motiver les familles à chercher de nouvelles informations, des suggestions pour éviter les contacts avec l'allergène et des stratégies pour gérer le risque. Une fois ces stratégies en place, le degré d'anxiété diminue, mais une grande vigilance prédomine. On a aussi démontré qu'un certain degré d'anxiété est nécessaire pour maintenir la vigilance et assurer la sécurité, mais qu'il devient contreproductif, voire néfaste, lorsqu'il devient trop élevé. Si l'anxiété est extrêmement intense, elle mine le processus d'adaptation aux diverses situations de la vie, elle paralyse, rend méfiant envers l'inconnu, empêche de faire confiance, de progresser et force à vouloir tout contrôler, au-delà de l'entendement.

Habituellement, après une longue période sans incident allergique, l'anxiété diminue considérablement, le degré de vigilance tend aussi à diminuer, et les parents ou les personnes allergiques n'exercent plus toujours toutes les précautions nécessaires.

Il semble qu'un très faible degré d'anxiété tend à diminuer le degré de vigilance et fait banaliser les dangers inhérents au diagnostic d'anaphylaxie, exposant ainsi la personne à des situations à risque. L'histoire de M.-A., ce jeune garçon de 16 ans allergique à l'arachide, illustre parfaitement l'impact que peut avoir une baisse de vigilance. Un matin, avant de partir pour l'école, M.-A. choisit un repas surgelé dans le congélateur familial. À midi, il s'installe à la cantine de l'école en compagnie de ses camarades et commence à manger. En très peu de temps, il ressent des picotements et un serrement dans la gorge. Son ami, qui reconnaît rapidement les signes d'une réaction allergique, vérifie l'emballage du repas de M.-A. Il peut lire : « sauce aux arachides ». Les deux amis tentent de récupérer l'auto-injecteur de M.-A. dans son casier mais, dans la panique, M.-A. est incapable d'entrer la combinaison correctement.

Il a fallu l'intervention d'un surveillant qui a utilisé un autre auto-injecteur pour que le jeune homme en détresse reçoive son épinéphrine. M.-A. est amené à l'urgence par les ambulanciers, où il est intubé et reçoit des traitements. Après quelques jours d'hospitalisation, M.-A. peut rentrer chez lui et reprendre ses activités. Il a souhaité partager cette expérience avec d'autres jeunes afin de les sensibiliser à la nécessité de toujours être prêt à intervenir. « Avec le temps, on baisse notre vigilance, on oublie un peu nos allergies et le danger.[48] »

Trois facteurs ont été identifiés comme pouvant faire resurgir l'anxiété et aiguiser la vigilance :

1. Une exposition accidentelle à un allergène.

2. La découverte d'une nouvelle information sur un risque potentiel, c'est-à-dire le mauvais étiquetage d'un aliment jugé habituellement sécuritaire.

3. Une nouvelle étape du développement de l'enfant : entrée à l'école, fréquentation d'un camp de jour, première sortie au restaurant en solitaire d'un adolescent[49].

La zone de confort

Les témoignages entendus au cours des dernières années m'ont confirmé que, malgré un degré de stress élevé au moment du diagnostic d'allergie, avec le temps et à travers la recherche d'information, le développement de stratégies d'adaptation et la maîtrise de son environnement, la famille (ou la personne allergique) parvient habituellement à trouver une zone de confort qui lui permet de gérer les activités quotidiennes.

Tant que rien ne vient perturber ce doux équilibre, tout va bien. Sauf que, à moins de choisir de vivre en vase clos et de bannir toute nouvelle activité sociale, la vie apporte son lot de nouvelles expériences qui nous obligent à nous ajuster. Vacances, sortie au restaurant, visite dans la famille ou chez des amis, nouvelle activité sociale ou sportive, entrée de l'enfant à l'école ou en service de garde, participation à un camp, sortie scolaire, passage à l'adolescence sont autant de situations qui demandent une réorganisation, une planification particulière occasionnant un nouveau stress. Les stratégies d'adaptation développées au cours des années, les connaissances accumulées et le bagage d'expériences amassées sont autant d'acquis qui faciliteront le processus d'adaptation devant les nouveaux défis qui se présenteront.

L'expérience m'a aussi appris que le meilleur moment pour « éduquer » l'entourage et transmettre l'information relative à la gestion de l'anaphylaxie, c'est lorsque nous sommes dans notre zone de confort, lorsque notre anxiété est contrôlée. Expliquer la gestion des allergies alimentaires à un enseignant, interagir avec des membres de la famille élargie qui ne comprennent pas la gravité de la situation demandent une certaine objectivité difficile à atteindre lorsque notre vigilance est à son apogée et que nos attentes sont irréalistes.

Il ne faut pas oublier que l'anxiété peut être contagieuse. Ainsi, un enfant qui sent ses parents anxieux, voire paniqués quant à la gestion des allergies sera très perméable à ces émotions. Par contre, s'il sent que la situation est maîtrisée, il aura tout l'espace pour s'épanouir et vivre une vie quasi normale.

Vivre avec des allergies alimentaires, c'est apprendre à gérer des risques au quotidien. La façon de gérer les risques est propre à chaque individu ou famille. Chacun a sa propre zone de confort à l'intérieur de laquelle il arrive à bien fonctionner. Et cette zone de confort teinte chaque décision : la sélection des aliments à l'épicerie, les activités sociales, le choix des écoles, les voyages, etc. Ce qui s'insère bien dans la zone de confort de certains individus ou de certaines familles peut être totalement impensable pour d'autres. Même à l'intérieur d'une famille ou de la famille élargie, la zone de confort d'un individu peut être différente de celle d'un autre membre, ce qui, avouons-le, peut causer des frictions. On pourrait remarquer cette situation chez deux parents séparés, dont la perception et la gestion du risque diffèrent.

L'important est de bien connaître son degré de confort et de respecter celui de l'autre s'il est différent, tant et aussi longtemps que la sécurité de la personne allergique n'est pas compromise, évidemment! Cela demande doigté et diplomatie. Pas toujours facile quand l'anxiété est au rendez-vous! Les exemples suivants illustrent des situations où la gestion des risques peut différer d'un individu ou d'une famille à l'autre.

– Une famille dont l'enfant a des multiples allergies alimentaires peut trouver complètement irréaliste d'aller manger au restaurant, jugeant le risque trop important. Une autre famille peut fréquenter un restaurant où le personnel vigilant comprend bien la situation, et choisir un repas simple, sans sauce ni garniture par exemple. Une autre personne pourrait accompagner des amis au restaurant, mais y apporter son propre repas.

– À l'épicerie, une maman peut hésiter à acheter des biscuits où l'emballage ne mentionne pas d'absence d'allergène même si l'allergène ne figure pas sur la liste des ingrédients.

– Une famille peut avoir du beurre d'arachide à la maison malgré le fait qu'un de ses membres y soit allergique.

– Un parent peut trouver impensable d'envoyer son enfant allergique à l'arachide dans une école où l'on accepte des collations contenant des arachides alors qu'un autre peut accepter leur présence à condition que des mesures préventives très strictes soient mises en place pour protéger les enfants allergiques.

– Une famille peut bannir complètement les œufs de son alimentation parce qu'un des rejetons y est allergique, alors qu'une autre famille peut accepter que certains membres en consomment malgré tout.

Ils ne comprennent rien aux allergies !

On entend souvent des parents se plaindre de l'incompréhension des grands-parents (ou des proches) qui ne comprennent rien aux allergies. Beaucoup ont entendu des phrases telles que : « Tu t'énerves pour rien, une petite goutte de lait ne va pas la tuer ! » « Commence par lui donner une petite quantité, il va s'habituer ! » On a l'impression qu'ils ne comprennent pas le sérieux de la situation, que l'on doit sans cesse répéter et que la seule façon de les convaincre est de tenir un discours alarmiste et de faire apparaître le spectre de la mort en cas d'erreur, ce qui, évidemment, n'est pas la meilleure solution !

De plus, des situations deviennent à ce point conflictuelles que certains parents refusent de laisser leur enfant sous la supervision de certains membres de leur famille élargie parce qu'ils craignent pour la sécurité de leur rejeton. Une telle décision doit toutefois être motivée par des raisons objectives et non par un besoin de contrôle excessif issu de la peur irrationnelle paralysante et étouffante.

Ce qu'il faut se rappeler, c'est que, même pour les personnes les plus rebelles, l'information et l'éducation sont souvent deux solutions simples à une situation qui semble sans issue. Un dépliant oublié sur la table du salon, l'invitation à une conférence, la diffusion d'un reportage à la télé, etc. sont autant de façons de faire circuler l'information. Des gens bien informés collaborent toujours mieux !

Un diagnostic d'allergie alimentaire ou d'anaphylaxie fait vivre une gamme d'émotions qui peuvent varier de la presque indifférence à la plus dévastatrice des angoisses, de la simple inquiétude à la terreur, du sentiment d'être en contrôle à la complète impuissance devant la complexité du problème qu'on doit affronter. Bien qu'une minorité de personnes reçoivent un tel diagnostic avec un certain détachement, d'autres se sentent complètement déstabilisées et sans ressources. Elles se perçoivent comme ignorantes face à leur nouvelle réalité et doivent apprivoiser une condition qu'elles ne contrôlent pas et qui laisse très peu de place à l'erreur.

Dites-vous que toutes ces émotions sont normales et ressenties, à différents degrés, par la plupart des personnes et familles qui ont à vivre avec un diagnostic d'anaphylaxie. Toutefois, lorsque l'anxiété devient trop envahissante, l'aide d'un regroupement de personnes allergiques ou d'un intervenant indépendant (conseiller, psychologue) peut aider à gérer le stress et à objectiver les peurs devenues trop envahissantes.

Avec le temps, et chacun à son rythme, les personnes et les familles arrivent à mettre en place des stratégies pour faciliter le processus d'adaptation. *Grosso modo*, ces stratégies passent par la recherche d'information crédible, un bon réseau de soutien et une attitude positive face au défi de vivre avec des allergies graves. À cet égard, l'adhésion à un groupe de soutien reconnu, comme une association de personnes allergiques, aide à amasser de l'information pertinente, à rencontrer des individus qui vivent la même situation et à mettre les choses en perspective. Cela a d'ailleurs été reconnu par plusieurs parents comme un élément positif et important dans leur processus d'adaptation[50].

4. LE TRAITEMENT
DES RÉACTIONS ANAPHYLACTIQUES

La meilleure façon de prévenir des épisodes anaphylactiques est l'évitement de l'élément déclencheur. Si, malgré toutes les précautions, une personne développe une réaction anaphylactique, l'épinéphrine (aussi appelée adrénaline) demeure le seul médicament capable de contrecarrer une réaction anaphylactique[51]. Depuis de nombreuses années, on reconnaît en effet que l'injection rapide d'épinéphrine dans le muscle de la cuisse présente plusieurs avantages non négligeables : elle est associée à un meilleur pronostic de récupération pour le patient et elle diminue les risques de décès de même que les risques de réapparition des symptômes (réactions biphasiques)[52].

Les antihistaminiques (Benadryl®, Atarax®, Reactine®, etc.) et les inhalateurs (pompes) pour asthmatiques (Ventolin®) peuvent certainement être utiles s'ils sont administrés en association avec l'épinéphrine, mais ne peuvent, à eux seuls, arrêter l'évolution d'une réaction anaphylactique[53]. Ces deux classes de médicaments ont une action limitée. Par exemple, les antihistaminiques sont excellents pour diminuer les démangeaisons sur la peau causées par l'urticaire, mais n'auront pas d'effet sur les autres symptômes de la réaction allergique (chute de la pression artérielle, rétrécissement des bronches dans les poumons, etc.). L'épinéphrine, par contre, agit simultanément sur plusieurs systèmes affectés lors d'une réaction anaphylactique.

L'adrénaline (épinéphrine)

L'adrénaline est une hormone sécrétée par deux petites glandes situées sur les reins, les glandes surrénales. Elle est sécrétée en réponse à un état de stress ou en vue d'une activité physique. Elle répond à un besoin d'énergie, par exemple pour faire face au danger. Sous sa forme médicamenteuse, l'adrénaline est appelée « épinéphrine ». L'adrénaline a trois effets distincts :

– Elle diminue l'enflure en forçant le retour de l'eau dans les cellules de même que les démangeaisons.

– Elle dilate les bronches, permettant ainsi à l'air de mieux passer, et elle bloque la libération des produits chimiques qui interviennent lors de la réaction allergique.

– Elle régularise le rythme cardiaque et resserre les vaisseaux pour augmenter la pression artérielle qui chute lors de la réaction allergique grave, forçant ainsi le retour du sang vers le cœur et permettant une meilleure perfusion du muscle cardiaque. Elle augmente la force de contraction du cœur, ce qui permet de faciliter la distribution de sang oxygéné dans le corps pour nourrir les tissus[54].

Si vous voulez comprendre l'effet de l'adrénaline, imaginez-vous en train de traverser la rue et qu'une automobile passe à deux doigts de vous frapper. Votre peur est telle que vous tremblez de tous vos membres, votre cœur bat la chamade et vos jambes ont peine à vous porter. Vous venez d'expérimenter une décharge naturelle d'adrénaline. Une fois sécrétée, l'adrénaline est rapidement dégradée par des enzymes. C'est pourquoi son effet ne dure jamais très longtemps, soit une dizaine de minutes.

À cause de son effet simultané et rapide sur plusieurs organes importants comme le cœur et les poumons, l'adrénaline est le médicament de choix pour le traitement des urgences allergiques. Le dosage utilisé dépend du poids de la personne à traiter. Il n'existe aucune contre-indication connue à l'utilisation d'adrénaline en cas de réaction allergique potentiellement mortelle.

Dosage recommandé

Chez les enfants, la dose normale d'épinéphrine est de 0,01 mg/kg de poids corporel, avec une dose maximale de 0,3 mg[55]. À titre d'exemple, un enfant pesant 21 kg devrait idéalement recevoir 0,21 mg d'épinéphrine.

Pour tous les adultes, quel que soit leur poids, la dose d'épinéphrine pour une urgence allergique est de 0,3 mg[56].

Quel que soit le dosage administré, on pourra injecter une deuxième dose d'épinéphrine après 10 à 15 minutes, ou avant si les symptômes ne s'améliorent pas après la première injection ou si la réaction s'intensifie[57].

Évidemment, en situation d'urgence, lorsqu'une personne commence à ressentir les premiers signes de réaction allergique, sortir seringue et ampoules d'épinéphrine pour préparer une injection dont le dosage demande une grande précision, ce n'est pas évident. Ce ne l'est pas non plus pour une personne sans bagage médical, qui tenterait de porter secours à une personne allergique qui fait une réaction. Heureusement, des stylos d'épinéphrine prédosés appelés auto-injecteurs ont été introduits sur le marché au début des années 1980. Leur manipulation en deux ou trois étapes simples permet d'administrer rapidement le médicament lors d'épisode allergique grave.

Deux marques d'auto-injecteurs d'épinéphrine sont maintenant offertes au Canada. EpiPen[MC] existe dpuis plus de 25 ans et propose deux dosages différents: un pour les enfants, EpiPen Jr[MC], qui contient 0,15 mg d'épinéphrine, et un pour les adultes, prédosé à 0,3 mg. Twinject[MC], lancé sur le marché canadien en 2005, offre les mêmes dosages que son compétiteur avec, en plus, une deuxième dose de réserve, équivalente à la première, qui peut être administrée manuellement à l'aide d'une seringue, après désassemblage partiel de l'auto-injecteur.

Pour un enfant ayant un poids inférieur à 15 kg : Le médecin évaluera si l'auto-injecteur junior (0,15 mg) est adéquat ou si une autre option devrait être envisagée.

Pour un patient ayant un poids de 15 kg à 30 kg : Pendant la période de croissance de l'enfant allergique, il est important de faire un suivi avec le médecin traitant afin de s'assurer d'avoir un auto-injecteur dont le dosage d'épinéphrine est adapté au poids de l'enfant. Lorsque l'enfant atteint un poids se situant autour de 25 kg, le médecin peut proposer de passer de l'auto-injecteur junior à l'auto-injecteur pour adulte[58]. Sa décision sera basée sur l'histoire clinique du jeune patient, le type d'allergies, la présence concomitante d'asthme, la sévérité des réactions antérieures, etc.

Pour un patient ayant un poids supérieur à 30 kg : la dose pour adultes, de 0,3 mg, est adéquate dans la majorité des cas.

Dans certaines situations cliniques particulières, le médecin pourrait recommander une dose ou des modalités différentes lors de la prescription de l'épinéphrine.

Avoir la bonne dose d'épinéphrine en sa possession n'est pas tout; il faut:

- Avoir un auto-injecteur qui n'est pas périmé.

- Maîtriser la bonne technique d'administration.

- Toujours avoir l'auto-injecteur à portée de la main. À cet effet, il existe des ceintures spécialement conçues pour transporter un ou plusieurs auto-injecteurs. Ces ceintures sont offertes auprès des regroupements de consommateurs allergiques*.

- L'administrer le plus rapidement possible après l'apparition des symptômes.

- Toujours se rendre à l'urgence d'un centre hospitalier si une dose d'épinéphrine est administrée. Dans certaines situations, d'autres traitements pourraient être requis.

Un point important à considérer est qu'on ne peut jamais présumer qu'une personne, même adulte, sera toujours en mesure de s'autoadministrer sa médication. Malheureusement, les personnes qui font des réactions allergiques ont souvent tendance à s'isoler lorsqu'elles commencent à ressentir les premiers symptômes, ce qui devrait être évité à tout prix. La nature d'une réaction allergique grave peut faire en sorte que la personne est anxieuse à l'idée de s'administrer une injection, elle peut sous-estimer la gravité de son état, être confuse, ne pas vouloir attirer l'attention sur elle, etc. L'assistance d'autrui devient donc cruciale dans de telles circonstances. Ainsi, si vous côtoyez une personne allergique, il serait important que vous sachiez reconnaître les symptômes de réaction allergique et manipuler facilement un auto-injecteur.

---

*   Vous trouverez une liste des différents regroupements de consommateurs allergiques à la fin du livre.

Il est aussi excessivement important de vérifier régulièrement la date de péremption de l'auto-injecteur. Dans certains cas, la journée précise de péremption de l'auto-injecteur est inscrite sur le stylo. Si on y indique seulement un mois et une année, par exemple 03/2012, il faut comprendre que le médicament sera périmé le dernier jour du mois et de l'année apparaissant sur le stylo. Dans cet exemple précis, l'auto-injecteur devra être remplacé avant le 31 mars 2012.

À cet égard, on peut se rappeler la malheureuse histoire de ce golfeur québécois, allergique aux guêpes, qui s'est fait piquer au cours d'une partie avec des amis en juillet 2003. Se sachant allergique, il avait dans son sac de golf un auto-injecteur d'épinéphrine qu'il s'est empressé d'utiliser lorsqu'il a commencé à ressentir les symptômes de réaction allergique. Malheureusement, son auto-injecteur était périmé... depuis 5 ans ! Il n'a donc eu aucun effet bénéfique, et le golfeur est décédé[59].

Système de rappel d'auto-injecteur périmé

Les compagnies qui commercialisent les auto-injecteurs ont développé un programme de rappel pour aviser le consommateur lorsque le médicament est sur le point d'être périmé. En accédant à leur site Internet, vous pouvez vous inscrire dans leur système de rappel, en spécifiant le numéro de lot de votre produit et vos coordonnées (adresse courriel ou numéro de téléphone) et, quelques semaines avant la date de péremption du produit, vous recevrez un avis vous rappelant qu'il est temps de renouveler votre auto-injecteur.

Sachez qu'il n'est pas nécessaire d'avoir une ordonnance médicale pour vous procurer un auto-injecteur à la pharmacie. Par contre, il faut quand même en faire la demande auprès du pharmacien, car le produit est conservé dans l'officine. Les compagnies d'assurance et la Régie de l'assurance maladie du Québec (RAMQ) exigent toutefois que le médicament ait fait l'objet d'une ordonnance médicale pour rembourser le patient.

Administration de l'auto-injecteur

L'arrivée du Twinject^{MC} sur le marché canadien à la fin de 2005 a instauré une saine compétition entre les 2 compagnies dont le consommateur allergique est aujourd'hui l'heureux bénéficiaire. Chaque compagnie rivalise d'ingéniosité afin d'offrir aux personnes allergiques et à leur entourage une foule d'outils pour les aider à se familiariser avec la technique d'administration de leur auto-injecteur. Ainsi, vous pouvez, en visitant leur site Internet, visualiser la technique d'administration, écouter des présentations éducatives offertes par des personnes qualifiées, commander gratuitement affiches, fiches d'identification, cartes mémoire format portefeuille, DVD, auto-injecteurs de démonstration, etc.

UN MUST – L'AUTO-INJECTEUR DE DÉMONSTRATION

On ne le dira jamais assez. Pour être en mesure d'intervenir rapidement et efficacement en cas de réaction allergique, il faut que la manipulation des auto-injecteurs d'épinéphrine devienne presque un réflexe. À cet effet, il existe des auto-injecteurs de démonstration sans aiguilles, qui vous permettent de vous exercer en vue des interventions d'urgence. Vous pouvez vous en procurer en communiquant avec les compagnies qui les commercialisent ou avec les associations de consommateurs allergiques. Voir les références à la fin du livre.

PETIT CONSEIL : Ne présumez jamais que les gens autour de vous (enseignants, gardiens, grands-parents, collègues de travail, etc.) qui prétendent bien maîtriser cette technique seront capables de bien réagir en cas d'urgence. N'hésitez jamais à leur mettre un auto-injecteur de démonstration entre les mains et demandez-leur de s'en servir devant vous afin de bien évaluer leur capacité à le manipuler correctement. Vous pourriez être surpris !

LES DEUX TECHNIQUES D'UTILISATION DES AUTO-INJECTEURS DEVRAIENT ÊTRE MAÎTRISÉES PAR TOUS LES INTERVENANTS*.

La conservation de l'épinéphrine

L'épinéphrine est un médicament très instable, sensible aux changements brusques de température (surtout la chaleur) et à la lumière. Il faut donc la conserver dans des conditions assez particulières, idéalement, à une température variant de 15°C à 30°C. Par exemple, si vous oubliez votre auto-injecteur dans la boîte à gants de la voiture lors de températures extrêmes en été ou en hiver, il est fortement recommandé de le remplacer, car l'épinéphrine aura fort probablement perdu de son efficacité. Lorsqu'elle se détériore, elle change de couleur (elle devient rose, brune, ambrée ou opaque). Malheureusement, son potentiel d'inactivité ne peut être évalué uniquement en observant sa couleur. Elle peut avoir perdu de son activité sans que la couleur ait nécessairement changé.

À la plage, il est recommandé d'enrouler l'auto-injecteur dans une serviette pâle ou de le placer dans un contenant hermétique (style thermos) sans eau ni glace, dans un endroit sec et à l'ombre.

Lors de randonnées extérieures en hiver (ski, raquette, etc.), conservez votre auto-injecteur sous votre manteau près de votre corps. Il faudrait éviter le plus possible de le conserver dans un sac à dos où il pourrait être plus exposé au froid et geler.

Si vous voyagez en avion, sachez que la température et la pression ne sont pas contrôlées dans la soute à bagages, ce qui risque fort d'affecter la qualité de l'épinéphrine.

---

*   Pour plus d'information sur les auto-injecteurs d'épinéphrine, pour visualiser la bonne technique d'administration, vous inscrire au registre de rappel ou vous procurer gratuitement des démonstrateurs ou autres outils éducatifs, vous pouvez accéder aux sites Internet des compagnies : www.epipen.ca et www.twinject.ca.

Peut-on utiliser un auto-injecteur périmé?

Plus la date de péremption est dépassée, plus l'épinéphrine a perdu de son efficacité. S'il y a décoloration du produit ou présence de particules dans le liquide, l'injection du produit pourrait avoir des conséquences néfastes sur la santé du patient. Si toutefois on n'a qu'un auto-injecteur périmé sous la main, on peut l'administrer en attendant les secours s'il n'y a aucun signe de décoloration ou de particules en suspension.

Médicaments pouvant affecter l'efficacité de l'épinéphrine

Si vous prenez des médicaments et qu'on vous prescrit un auto-injecteur d'épinéphrine, vérifiez avec votre médecin ou votre pharmacien si vos médicaments peuvent interférer avec l'effet de l'épinéphrine. Certains médicaments peuvent accentuer l'effet de l'épinéphrine. C'est le cas de certains antidépresseurs qui interfèrent avec la dégradation de l'épinéphrine lorsqu'elle est injectée dans le corps. La cocaïne et les amphétamines, pour leur part, rendent le muscle cardiaque plus sensible aux effets de l'épinéphrine, ce qui peut être dangereux pour le cœur. De leur côté, certains antihypertenseurs et médicaments pour le cœur diminuent son efficacité. Il faut toutefois préciser qu'en cas d'anaphylaxie la prise de ces médicaments ne devrait pas empêcher le recours à l'épinéphrine[60].

Quoi faire en cas de réaction anaphylactique?

Malgré toutes les précautions mises en place, personne n'est à l'abri d'un accident. Il faut alors avoir recours à un plan d'intervention en cas de réaction allergique grave.

1. Une personne doit demeurer avec la victime en tout temps.

2. Une autre personne va chercher de l'aide ou appelle à l'aide.

3. L'épinéphrine doit être administrée au premier signe de réaction. L'épinéphrine ne peut pas nuire à une personne

en santé. Notez à quelle heure elle a été administrée.
Replacez tous les auto-injecteurs utilisés dans leurs
tubes de rangement et remettez-les aux intervenants
d'urgence ou au personnel de l'urgence.

4. La personne devrait rester au chaud et si elle est capable
   de le tolérer, elle doit rester couchée, autant que possible, les jambes surélevées, sans changement de position
   jusqu'à l'arrivée des services d'urgence. Il a été démontré que, lors d'un changement brusque de position, le
   retour du sang vers le cœur pouvait devenir insuffisant
   et causer une défaillance cardiaque[61]. De plus, cette
   position aidera à bien alimenter les organes vitaux en
   adrénaline et en oxygène. Si la personne se sent
   nauséeuse, couchez-la sur le côté pour éviter qu'elle
   n'aspire ses sécrétions si elle vomit. Si elle a de la
   difficulté à respirer, elle sera toutefois mieux en position
   assise.

5. Il est important de composer le 911 ou de demander à
   quelqu'un d'emmener la personne allergique à l'urgence,
   idéalement par ambulance, même si ses symptômes ont
   disparus ou s'ils se sont atténués. L'administration
   rapide de l'épinéphrine est habituellement suffisante
   pour contrecarrer une réaction allergique mais, dans
   certains cas, une deuxième dose ou un traitement
   d'appoint, administré par du personnel médical qualifié, peut être nécessaire. Au Québec, les ambulanciers
   sont maintenant équipés pour intervenir rapidement et
   administrer l'épinéphrine en cas de besoin. La personne
   qui vient de faire une réaction anaphylactique doit être
   gardée sous surveillance médicale pendant au moins
   quatre heures après son admission à l'urgence ou aussi
   longtemps que le médecin le jugera nécessaire.
   Des facteurs comme la sévérité de la réaction, la réponse
   au traitement, la nature des épisodes antérieurs, la distance entre le domicile du patient et l'urgence, etc. seront pris en considération dans la décision du médecin.
   Pendant les 48 heures qui suivent, il est recommandé de

rester à proximité d'un hôpital ou d'un endroit d'où vous pouvez appeler facilement le 911.

6. Si on conduit la victime à l'hôpital autrement que par ambulance, deux personnes devraient l'accompagner : un conducteur et une personne de soutien. Veillez à apporter un auto-injecteur de réserve. Quel que soit le dosage administré, on pourra injecter une deuxième dose d'épinéphrine après de 10 à 15 minutes, ou avant si les symptômes ne s'améliorent pas après la première injection ou si la réaction s'intensifie[62].

7. Dans le cas d'un mineur, communiquez avec les parents ou tuteurs.

8. Après le traitement, la personne devrait quitter l'urgence avec, en poche, l'ordonnance d'un ou de plusieurs auto-injecteurs d'épinéphrine – qu'elle s'empressera d'aller chercher à la pharmacie. L'ordonnance devrait s'accompagner de directives très précises quant à son utilisation. Finalement, une demande d'évaluation par un spécialiste en allergie devrait être remise à la personne, surtout s'il s'agit d'une première manifestation allergique ou si l'élément déclencheur de la réaction n'a pu être identifié.

9. De l'information sur les stratégies d'évitement de l'allergène (s'il est connu) et les coordonnées d'un groupe de soutien devraient compléter les conseils d'usage.

L'administration de l'auto-injecteur d'épinéphrine et la loi

Les réactions allergiques aux aliments sont des urgences médicales qui exigent une intervention rapide. Elles surviennent très souvent sans qu'on s'y attende, dans des conditions où il n'y a pas toujours de professionnel de la santé disponible pour intervenir immédiatement[63]. Comme une personne qui fait une réaction allergique n'est pas toujours en mesure de s'autoadministrer sa médication d'urgence, elle doit pouvoir compter sur l'aide de son entourage (amis, parents, professeurs, éducateurs, etc.) pour s'assurer de recevoir rapidement le traitement qui s'impose. Cela est d'autant plus évident lorsqu'il s'agit de jeunes enfants allergiques qui ne seraient probablement même pas en mesure de reconnaître les symptômes d'une réaction.

Beaucoup d'intervenants qui côtoient des individus allergiques mais qui n'ont pas de formation médicale se demandent si porter secours à une personne qui fait une réaction anaphylactique ne les placent pas dans une position de vulnérabilité sur le plan légal.

Analysons le cas suivant :

Josée et ses deux enfants invitent Isabelle, leur petite voisine de sept ans, à assister à un spectacle dans un centre sportif. Tout à coup, pendant le spectacle et après avoir goûté pour la première fois à des amandes, Isabelle se plaint de maux de ventre, de drôles de sensations dans la gorge et de difficulté à respirer. Josée, qui reçoit annuellement des cours de premiers soins, reconnaît rapidement les symptômes de réaction allergique. Les secouristes sur place ont un auto-injecteur d'épinéphrine en leur possession, mais refusent de l'administrer en prétendant qu'ils ne sont pas autorisés à le faire.

Au Québec, il existe un règlement sur les activités professionnelles pouvant être exercées d'urgence en dehors des centres hospitaliers. Ce règlement, nouvellement mis à jour, prévoit que « en l'absence d'un premier répondant ou d'un technicien ambulancier, toute personne ayant suivi une formation visant l'administration d'adrénaline, agréée par le directeur [...] des services préhospitaliers d'urgence, peut administrer de l'adrénaline à une personne, à l'aide d'un dispositif auto-injecteur, lors d'une réaction allergique sévère de type anaphylactique[64]. »

Il est important de noter que, avec cette amélioration apportée au règlement en 2007, toute personne ayant reçu une formation de secouristes comme dans l'exemple précédent et qui se trouverait sur place serait maintenant autorisée à intervenir et à utiliser l'auto-injecteur d'épinéphrine.

Qu'en est-il toutefois d'une personne qui n'a pas suivi son cours de premiers soins et qui se retrouve en situation où aucune autre personne qualifiée n'aurait été en mesure d'intervenir? Pourrait-elle utiliser un auto-injecteur d'épinéphrine sans risque de poursuite?

Pour revenir à notre exemple, si Isabelle avait déjà fait une réaction allergique auparavant, on présume que les parents auraient obtenu la confirmation du diagnostic auprès d'un allergologue et en auraient avisé Josée en lui confiant la responsabilité de leur enfant. En bons parents prudents, ils lui auraient fourni un auto-injecteur avec toutes les explications nécessaires à sa bonne utilisation et lui auraient indiqué les symptômes à surveiller. Lors de la réaction, Josée serait intervenue, en toute légitimité, en administrant à Isabelle l'épinéphrine de l'auto-injecteur fourni par les parents. Puis elle aurait appelé les secours et transporté Isabelle à l'urgence la plus près.

Mais puisque Isabelle n'était pas connue comme étant allergique, poussons l'analyse plus loin. Isabelle a moins de 14 ans. La loi prescrit que le consentement aux soins requis par l'état de santé d'un mineur de moins de 14 ans doit être donné par le titulaire de l'autorité parentale ou par le tuteur. Puisque Isabelle n'a jamais fait de réaction allergique, Josée n'aurait évidemment pas reçu de consentement parental pour l'injection d'épinéphrine. Toutefois, comme elle a la responsabilité d'Isabelle, elle peut se substituer à l'autorité parentale et se poser la question :

« Si j'étais son parent, qu'est-ce que je ferais? » En ayant la responsabilité d'Isabelle, Josée doit s'assurer que les risques encourus par Isabelle sont minimisés de façon raisonnable. De plus, le *Code civil du Québec* stipule qu'en cas d'urgence le consentement aux soins médicaux n'est pas nécessaire lorsque la vie de la personne est en danger.

Outre le Code civil, l'article 2 de la *Charte québécoise des droits et libertés de la personne* prévoit l'obligation de porter secours à celui dont la vie est en péril, personnellement ou en obtenant du secours, en lui apportant l'aide physique nécessaire et immédiate, à moins évidemment que cela ne mette sa propre vie en danger[65].

Pourrait-on accuser quelqu'un d'avoir accompli un acte médical?

Injecter de l'épinéphrine, c'est administrer un médicament. L'intervenant qui voit quelqu'un présenter une série de symptômes, et qui juge que ces symptômes sont ceux d'une réaction allergique, pose un diagnostic. C'est ce qu'a fait Josée. Elle a vite réalisé qu'Isabelle faisait une réaction anaphylactique. Or, selon la loi, poser un diagnostic est un acte médical strictement réservé aux médecins. Quiconque accomplit un acte médical sans être médecin peut être poursuivi et être passible de sanctions. Par contre, la Charte des droits a préséance sur toutes les autres lois, y compris cette disposition. Ainsi, si vous décidez de porter secours à autrui en lui administrant la médication d'urgence que nécessite son état (l'épinéphrine), vous agissez dans le respect de la charte[66] !

Dans les faits, il est officiellement reconnu que le meilleur traitement de l'anaphylaxie est l'injection rapide d'épinéphrine dans le muscle de la cuisse[67]. L'épinéphrine est un médicament à action de courte durée qui, administrée à des doses telles que celles contenues dans les auto-injecteurs offerts sur le marché, cause très peu d'effets secondaires. Comme il est très difficile de prédire l'évolution des réactions chez un individu allergique et qu'il a été démontré qu'une première réaction peut évoluer rapidement et être fatale, il faut considérer toute réaction anaphylactique avec sérieux. En analysant les réactions anaphylactiques fatales, on a réalisé que la majorité des réactions se produisaient loin des services médicaux et résultaient habituellement du retard dans l'administration de l'épinéphrine.

Pour toutes ces raisons, les autorités médicales en allergie recommandent le recours systématique à l'auto-injecteur d'épinéphrine dès l'apparition des premiers signes de réaction, surtout si elle se produit dans un environnement où les intervenants ne sont pas particulièrement familiers avec le problème et où l'accès rapide à du personnel médical est limité[68]. Elles recommandent donc l'administration de l'épinéphrine « plus tôt que plus tard[69]. »

Certains pourraient prétendre qu'une telle approche est trop agressive et pourrait mener à une surutilisation de l'épinéphrine, mais ses défenseurs croient qu'il est irréaliste de demander aux intervenants, peu familiers avec l'anaphylaxie, d'assumer le fardeau de décider de la gravité d'une réaction. Ils estiment qu'agir promptement minimisera les risques de réactions fatales. De plus, les spécialistes estiment qu'à partir du moment où il y a apparition de symptômes respiratoires et circulatoires la réaction anaphylactique pourrait avoir atteint un point où il serait encore plus difficile de la contrecarrer.

Aux États-Unis, où les recours juridiques sont beaucoup plus fréquents qu'au Canada, il n'y a aucun précédent où un employé d'école ou de camp a été poursuivi pour avoir administré de l'épinéphrine à une personne. Par contre, on a déjà poursuivi le personnel scolaire pour ne pas être intervenu rapidement et adéquatement lors d'une réaction anaphylactique[70].

Et si une intervention causait des dommages ?

Premièrement, pour une personne normale et en santé, la quantité d'épinéphrine contenue dans un auto-injecteur, même administrée inutilement, n'est pas dangereuse. Les effets secondaires possibles sont légers (augmentation de la fréquence cardiaque, bouffées de chaleur, étourdissements, faiblesse, tremblements, mal de tête, etc.) et disparaissent rapidement[71]. Les risques de dommage sont donc très faibles. De plus, la littérature médicale admet que la reconnaissance rapide des symptômes d'anaphylaxie est cruciale et qu'en cas de doute il est généralement mieux d'injecter l'épinéphrine que de ne pas le faire[72].

De plus, le Code civil stipule qu'une personne qui, en portant secours à autrui, lui cause des dommages, ne peut pas être tenue responsable des dommages que son intervention provoque[73]. C'est la règle du bon samaritain. La personne qui porte secours à autrui est exonérée de toute responsabilité pour le préjudice qui peut en résulter à moins que ce préjudice ne soit causé intentionnellement[74].

Avant toute intervention, il est toujours prudent de vérifier si la personne porte une identification médicale de type MedicAlert® confirmant son problème d'allergie. Dans le cas présenté, Isabelle ne portait aucun bracelet, pendentif ou autre identification médicale, car son allergie n'était pas connue. L'identification médicale confirmant un diagnostic d'allergie peut faciliter la décision d'un intervenant d'avoir recours à l'auto-injecteur d'épinéphrine.

Cela ne veut pas dire de s'abstenir d'intervenir si la personne n'en porte pas! Une identification médicale comme un bracelet ou un pendentif (de type MedicAlert®) ne ferait qu'appuyer notre jugement. En résumé, il est recommandé d'agir au mieux de nos connaissances!

Autres traitements de l'allergie alimentaire

Une étude effectuée auprès de 380 familles américaines affectées par des allergies alimentaires a démontré que près de une famille sur 5 avait eu recours à un traitement différent ou non traditionnel pour son allergie. Des traitements aussi variés que des herbes (échinacées, herbes chinoises, etc.), des huiles (huile de pépins de raisin, huile de lin, etc.), des diètes spéciales (sans levure, sans agents de conservation, macrobiotiques, etc.) ou des suppléments alimentaires (probiotiques, antioxydants, etc.) ont été tentés avec un taux d'efficacité jugé assez faible par les participants de l'étude[75]. Quel que soit le traitement non traditionnel que vous soyez tenté d'entreprendre, il est fortement suggéré de solliciter l'avis d'un allergologue.

Les probiotiques

L'Organisation mondiale de la santé (OMS) définit les probiotiques comme des micro-organismes vivants (bactéries, virus ou levures) inoffensifs qui, lorsque administrés en quantité adéquate, sont reconnus pour avoir un pouvoir bénéfique sur la santé de la personne qui les reçoit en améliorant la flore bactérienne[76].

Au cours des dernières années, les probiotiques ont suscité beaucoup d'espoir en raison de leur potentiel de prévention des réactions allergiques. On sait maintenant que la flore intestinale et notre système immunitaire sont intimement liés. En effet, une grosse partie de nos défenses immunitaires se trouvent dans notre intestin. Une théorie pour justifier le recours à des probiotiques dans la prévention des allergies alimentaires prétend que, si on modifie la flore intestinale en y introduisant des probiotiques, on pourrait affecter les défenses du système immunitaire en réduisant le passage d'allergènes dans le sang[77].

On croit que certains probiotiques peuvent renforcer le système immunitaire et prévenir l'apparition de l'eczéma atopique chez les enfants. Actuellement, les différentes études cliniques offrent des résultats qui suscitent encore des questions quant à leur efficacité pour prévenir l'eczéma atopique, et aucune étude n'a encore permis de démontrer que les probiotiques ont un quelconque effet préventif sur le développement des allergies alimentaires et environnementales[78].

Les nombreuses recherches en cours suscitent toutefois beaucoup d'espoir, et les développements scientifiques des prochaines années permettront certainement d'obtenir une réponse plus précise sur la place des probiotiques dans le traitement ou la prévention des allergies alimentaires. D'ici là, la prudence est de mise car, bien que certains probiotiques aient déjà été depuis longtemps utilisés sans causer d'effets secondaires majeurs, aucune étude scientifique rigoureuse ne s'est encore penchée sur la sécurité des probiotiques chez les enfants, les personnes âgées et les personnes ayant un système immunitaire perturbé.

Des craintes subsistent quant au fait que certains probiotiques puissent un jour causer des infections exigeant des traitements aux antibiotiques, perturbent certaines activités métaboliques, causent une surstimulation du système immunitaire ou un transfert de bagage génétique d'une cellule à une autre[79].

L'homéopathie

Avec l'homéopathie, on présume qu'on peut soigner les symptômes d'une maladie avec la même substance qui est à l'origine de cette maladie en l'administrant à de très, très faibles doses. Il serait maladroit de faire ici un lien de similitude entre l'immunothérapie (la désensibilisation avec d'infimes doses de l'allergène) et l'homéopathie. Jusqu'à maintenant, les études scientifiques n'ont pas réussi à démontrer de façon convaincante l'efficacité de l'homéopathie dans le traitement des allergies environnementales, et cette forme de thérapie n'a jamais été évaluée scientifiquement pour le traitement des allergies alimentaires. Même si très peu d'effets secondaires associés à l'utilisation de l'homéopathie ont été rapportés, il faut reconnaître les coûts parfois élevés que ces traitements peuvent représenter sans offrir en contrepartie de garanties de succès. De plus, les consommateurs allergiques devraient être doublement prudents et savoir que certains produits homéopathiques peuvent contenir des allergènes alimentaires[80]. (Pour plus d'information, voir la section 3, L'étiquetage des produits de consommation courante.)

L'acupuncture

L'acupuncture est l'une des plus anciennes formes de traitement au monde et est utilisée depuis des millénaires. Dans la médecine traditionnelle chinoise, le corps est perçu comme un équilibre délicat entre deux forces opposées mais complémentaires : le yin et le yang. Le yin symbolise le côté froid, lent et passif de la personne, tandis que le yang représente le côté chaud, dynamique et actif. La théorie de base estime que la santé est maintenue en équilibrant le yin et le yang, et qu'un déséquilibre entre les deux forces est une source de maladie.

L'acupuncture vise la restauration et le maintien de la santé par la stimulation de points bien spécifiques du corps humain en insérant de très fines aiguilles dans la peau. L'acupuncture a fait l'objet de multiples évaluations scientifiques dans le traitement de l'asthme, avec des résultats variables. Bien que l'Académie américaine de l'acupuncture (American Academy of Medical Acupuncture) semble reconnaître que l'acupuncture peut aider à restaurer une activité immunitaire normale[81], aucune étude clinique scientifique n'a encore prouvé son efficacité et son innocuité dans le traitement de l'allergie alimentaire. Il convient donc de demeurer prudent.[82]

Les herbes

Même si on sait que plusieurs plantes possèdent des propriétés médicinales, aucune n'a encore démontré une efficacité quelconque contre les allergies alimentaires. De plus, comme avec tout médicament ayant un effet thérapeutique, on ne doit jamais négliger les risques de toxicité associés à certaines plantes. À titre d'exemple, l'opium qui provient du pavot peut causer des effets toxiques non négligeables.

Une lueur d'espoir subsiste toutefois. La médecine chinoise traditionnelle utilise depuis des siècles un mélange de fruits et de racines pour traiter avec succès des allergies environnementales et l'asthme. Des études sur des souris ont permis de démontrer qu'un mélange bien spécifique de différentes herbes chinoises traditionnelles parvenait à contrecarrer des réactions anaphylactiques chez ces dernières. Des études sont en cours chez des humains et suscitent beaucoup d'espoir[83]. C'est certainement un dossier à suivre de près mais, d'ici là, il faut être prudent et conserver un esprit critique.

RÉFÉRENCES

1 COLLECTIF. Société canadienne d'allergie et d'immunologie clinique. *Anaphylaxie à l'école et dans d'autres milieux*, 2005.

2 KEMP (S. F.), LOCKEY (R. F.), SIMONS (F. E. R.). « Position paper – Epinephrine : the drug of choice for anaphylaxis. A statement of the World Allergy Organization », *Allergy*, 2008, 63, p. 1061-1070.

3 COLLECTIF. *Op. cit.*

4 KEMP (S. F.), LOCKEY (R. F.), SIMONS (F. E. R.). *Op. cit.*; LIN (R. Y.), ANDERSON (A. S.), SHAH (S. N.), NURRUZZAMAN (F.). « Increasing anaphylaxis hospitalizations in the first 2 decades of life : New York State 1990 -2006 », *Annals of Allergy, Asthma and Immunology*, 2008, 101(4), p. 387-393.

5 Lieberman et al., « The Diagnosis and Management of anaphylaxis : An updated practice parameter », *Journal of Allergy and Clinical Immunology*, 2005, 115:3, S494.

6 COLLECTIF. « Anaphylaxis and Anaphylactoid reactions ». *Middleton's Allergy Principles and Practice*, 6e édition, Mosby Edition, Lieberman PL, 2003.

7 LIEBERMAN et *al. Op. cit.*

8 American Academy of Allergy Asthma and Immunology : www.aaaai. org/patients/resources/easy_reader/anaphylaxis.pdf.

9 COLLECTIF. « Anaphylaxis and Anaphylactoid reactions ». *Op. cit.*

10 KEMP (S. F.), LOCKEY (R. F.), SIMONS (F. E. R.). Op. cit.; SIMONS (E. R.). « Anaphylaxis, Killer Allergy : Long-Term Management in the Community », *Journal of Allergy and Clinical Immunology*, 2006, 117 (2), p.367-376.

11 Daily Mail : www.dailymail.co.uk/pages/live/articles/health/womenfamily.html?in_article_id=375796&in_page_id=1799&in_a_source.

12 LIEBERMAN (P. L.) et *al. Op. cit.*; COLLECTIF. « Anaphylaxis and Anaphylactoid reactions », *Op. cit.*

13 *Ibid.*

14 *Ibid.*

15 *Ibid.*

16 *Ibid.*; COLLECTIF. « Anaphylaxis and Anaphylactoid reactions », *Op. cit.*

17 KEMP (S. F.), LOCKEY (R. F.), SIMONS (F. E. R.). *Op. cit*

18 *Ibid.*; COLLECTIF. « Anaphylaxis and Anaphylactoid reactions », *Op. cit.*

[19] BURKS (W.). *Clinical manifestations of food allergy,* www.uptodate.com/home/store/index.do; BOCK (S. A.). *Fatal anaphylaxis,* www.uptodate.com, dernière mise à jour septembre 2007.

[20] LACK (G.).« Food Allergy », *The New England Journal of Medicine,* 2008, 359(12), p.1252-1260. COLLECTIF. « Anaphylaxis and Anaphylactoid reactions », *Op. cit.*; BURKS (W.).*Op. cit.*

[21] COLLECTIF. Société canadienne d'allergie et d'immunologie clinique. *Op. cit.*

[22] BURKS (W.). *Diagnostic tools for food allergy,* www.uptodate.com.

[23] BOCK (S. A.). « Diagnostic evaluation » *Pediatrics,* 2003, 111(S6), p. 1638-1644.

[24] *Ibid.*

[25] SAMPSON (H. A.). « Update on food allergy », *Journal of Allergy and Clinical Immuology,* 2004, 113(5), p. 805-819; SAMPSON (H. A.).« Food Allergy- Part 2 : Diagnosis and management », Journal of Allergy and Clinical Immunology, 1999, 103(6), p. 981-989.

[26] SAMPSON (H. A.).« Food Allergy- Part 2 : Diagnosis and management », *Op. cit.*

[27] *Ibid.*

[28] BURKS (W.). *Diagnostic tools for food allergy, Op. cit.*

[29] *Ibid.*

[30] *Ibid.*

[31] PERRY (T.T.) et al. « The Relationship of Allergen-specific IgE levels and oral Food Challenge Outcome », *Journal of Allergy and Clinical Immunology,* 2004, 114, p. 144-149.

[32] BURKS (W.). *Diagnostic tools for food allergy, Op. cit.*; World Allergy Organization (WAO), www.worldallergy.org/professional/allergic_diseases_center/foodallergy.

[33] PERRY (T.T.) et *al. Op. cit.*

[34] BURKS (W.). *Diagnostic tools for food allergy, Op. cit.*

[35] *Ibid.*

[36] *Ibid.*; SAMPSON (H. A.).« Food Allergy- Part 2 : Diagnosis and management », *Op. cit.*; LACK (G.).« Food Allergy », *The New England Journal of Medicine,* 2008, 359(12), p.1252-1260.

[37] LACK (G.). *Op. cit.*

[38] World Allergy Organization (WAO). *Op. cit.*

[39] *Ibid.*; BURKS (W.). *Diagnostic tools for food allergy, Op. cit.*

40 Auckland Allergy Clinic – « Alternative Allergy Tests & Treatments », www.allergyclinic.co.nz/guides/4.html#pulsetes.

41 Laboratoire scientifique d'intolérance alimentaire, www.food-intolerance.ca/symptomes/fr/.

42 BURKS (W.). *Diagnostic tools for food allergy, Op. cit.*; Auckland Allergy Clinic. Op. cit.

43 Communiqué de presse conjoint de L'Association des allergologues, immunologues du Québec, de l'Association des dermatologues du Québec et de l'Association des gastro-entérologues du Québec, 27 octobre 2007.

44 GILLESPIE (C. A.), WOODGATE (R. L.), CHALMERS (K. I.), WATSON (W. T.). «Living with risk : Mothering a Child with Food-Induced Anaphylaxis », *Journal of Pediatric Nursing*, 2007, 22(1), p. 30-42; MANDELL (D.), CURTIS (R.), GOLD (M.), HARDIE (S.). « Anaphylaxis : how do you live with it ? » *Health Soc Work*, 2005, 30(4), p. 325-335; PRIMEAU (M.-N.), KAGAN (R.), JOSEPH (L.), LIM (H.), DUFRESNE (C.), DUFFY (C.), PRHCAL (D.), CLARKE (A.). « The Psychological burden of peanut allergy as perceived by adults with peanut-allergy and the parents of peanut-allergic children », *Clinical and Experimental Allergy*, 2000, 30, p. 1135-1143; SICHERER et al. « The impact of childhood food allergy on quality of life », *Annals of Allergy Asthma and Immunology*, 2001, 87, p. 461-464; BOLLINGER (M. E.), DAHLQUIST (L. M.), MUDD (K.), SONNTAG (C.), DILLINGER (L.), McKENNA (K.). « The Impact of Food Allergy on the Daily Activities of Children and Their Families », *Annals of Allergy Asthma and Immunology*, 2006, 96, p. 415-421; AVERY (N. J.), KING (R. M.), KNIGHT (S.), HOURIHANE (J. O.), « Assessment of quality of life in children with peanut allergy » *Pediatric Allergy and Immunology*, 2003, 14, p. 378-382.

45 GILLESPIE (C. A.), WOODGATE (R. L.), CHALMERS (K. I.), WATSON (W. T.). *Op. cit.*; MANDELL (D.), CURTIS (R.), GOLD (M.), HARDIE (S.). *Op. cit.*

46 GILLESPIE (C. A.), WOODGATE (R. L.), CHALMERS (K. I.), WATSON (W. T.). *Op. cit.*

47 MANDELL (D.), CURTIS (R.), GOLD (M.), HARDIE (S.). *Op. cit.*

48 « Une réaction allergique presque fatale » *Les Mets Sages*, 2008, 18(3), p.10.

49 MANDELL (D.), CURTIS (R.), GOLD (M.), HARDIE (S.). *Op. cit.*

50 *Ibid.*

51 COLLECTIF. Société canadienne d'allergie et d'immunologie clinique. *Op. cit.*; McLEAN-TOOKE (A. P. C.) et al. « Adrenaline in the treatment of anaphylaxis : what is the evidence ? », *British Medical Journal*, 2003, 327, p.1332-1335; LIEBERMAN (P. L.). « Use of epinephrine in the treatment of anaphylaxis », *Current Opinion in Allergy and Clinical Immuno-*

logy, 2003, 3, p. 313-318; KEMP (S. F.), LOCKEY (R. F.), SIMONS (F. E. R.). *Op. cit.*

52 KEMP (S. F.), LOCKEY (R. F.), SIMONS (F. E. R.). Op. cit.; BOCK (S. A.), MUNOZ-FURLONG (A.), SAMPSON (H. A.). « Fatalities due to anaphylactic reactions to foods », *Journal of Allergy and Clinical Immunology*, [0]2001,107, p. 191-193; SAMPSON (H. A.), MENDELSON (L.), ROSEN (J. P.). « Fatal and near-fatal anaphylactic reactions to food in children and adolescents », *New England Journal of Medicine*, 1992, Aug 6, 327(6), p. 380-384; COLLECTIF. « Anaphylaxis and Anaphylactoid reactions », *Op. cit.*

53 COLLECTIF. Société canadienne d'allergie et d'immunologie clinique. *Op. cit.*; SIMONS (E. R.). « Lack of worldwide availability of epinephrine autoinjectors for outpatients at risk of anaphylaxis », *Annals of Allergy, Asthma and Immunology*, 2005, 94, p. 534-538.

54 McLEAN-TOOKE (A. P. C.) et *al. Op. cit.*; LIEBERMAN (P. L.). « Use of epinephrine in the treatment of anaphylaxis », *Op. cit.*; KEMP (S. F.), LOCKEY (R. F.), SIMONS (F. E. R.). *Op. cit.*

55 KEMP (S. F.), LOCKEY (R. F.), SIMONS (F. E. R.). Op. cit.; Association des pharmaciens du Canada. *Compendium des produits et spécialités pharmaceutiques*, 2006.

56 Association des pharmaciens du Canada. *Op. cit.*

57 COLLECTIF. Société canadienne d'allergie et d'immunologie clinique. Op. cit.

58 KEMP (S. F.), LOCKEY (R. F.), SIMONS (F. E. R.). *Op. cit.*; SAMPSON (H. A.). « Anaphylaxis and Emergency Treatment », *Pediatrics*, 2003,111(6), p. 1601-1608 (Supplément).

59 Bureau du coroner. *Rapport du coroner Ramsey*, www.msp.gouv.qc.ca/coroner/communiques/communique.asp?txtparam=2&c=1275&theme=coroner.

60 KEMP (S. F.), LOCKEY (R. F.), SIMONS (F. E. R.). *Op. cit.*

61 PUMPHREY (R. S. H.). « Lessons for management of anaphylaxis from a study of fatal reactions », *Clinical Experimental Allergy*, 2000, 30(8), p. 1144-1150.

62 COLLECTIF. Société canadienne d'allergie et d'immunologie clinique. *Op. cit.*

63 SIMONS (E. R.). « First-Aid Treatment of anaphylaxis to food : Focus on Epinephrine », *Journal of Allergy and Clinical Immunology*, 2004, 113(5), p. 837-844.

64 BAYARD (P.). « Nouveauté : Administration de l'adrénaline en cas d'urgence anaphylactique en milieu préhospitalier » *Les Mets Sages*, 2006, 16(4).

65 Charte québécoise des droits et libertés de la personne, www.cdpdj. qc.ca/fr/commun/docs/charte.pdf.

66 THERRIEN (N.), RAJOTTE (P.). « On pique ou on pique pas ? » - édition spéciale du bulletin de l'Association québécoise des allergies alimentaires, *Les Mets Sages 2005*, 15(S6).

67 KEMP (S. F.), LOCKEY (R. F.), SIMONS (F. E. R.). *Op. cit.*; SAMPSON (H. A.). « Anaphylaxis and Emergency Treatment », *Op.cit.*; SIMONS (E. R.). *Op. cit.;* SIMONS (E. R.). « Anaphylaxis, Killer Allergy : Long-Term Management in the Community », *Journal of Allergy and Clinical Immunology*, 2006, 117 (2), p.367-376; American Heart Foundation, http://circ. ahajournals.org/cgi/content/full/112/24_suppl/IV-143 ?maxtoshow=&HIT S=10&hits=10&RESULTFORMAT=&fulltext=anaphylaxis&searchid=1&F IRSTINDEX=0&resourcetype=HWCIT.

68 COLLECTIF. « Anaphylaxis and Anaphylactoid reactions », *Op. cit.;* SAMPSON (H. A.). « Anaphylaxis and Emergency Treatment », *Op.cit.*

69 KEMP (S. F.), LOCKEY (R. F.), SIMONS (F. E. R.). *Op. cit.*

70 MUNOZ-FURLONG (A.). *Food allergy in schools and camps*, www.uptodate.com.

71 COLLECTIF. Société canadienne d'allergie et d'immunologie clinique. *Op. cit.*

72 LIEBERMAN (P. L.) et *al.* « The Diagnosis and Management of anaphylaxis : An updated practice parameter », *Op. cit.*

73 Code civil du Québec, article 1471.

74 Code civil du Québec, www2.publicationsduquebec.gouv.qc.ca/dynamicSearch/telecharge.php ?type=2&file=/CCQ/CCQ.html.

75 KO (J.), LEE (J. I.), MUNOZ-FURLONG (A.) et *al.* « Use of complementary and alternative medicine by food-allergic patients ». *Annals of Allergy, Asthma and Immunology*, 2006, 97(3), p. 365-369.

76 National Center for Complementary and Alternative Medicine du National Institute of Health, www.nccam.nih.gov/health/probiotics/, dernière mise à jour le août 2008.

77 *Ibid.*; CÔTÉ (S.). « Probiotiques à toutes les sauces », *Protégez-vous*, juillet 2007.

78 National Center for Complementary and Alternative Medicine du National Institute of Health. *Op. cit.*; NOWAK-WEGRZYN (A.). « Future Approaches to Food Allergy », Pediatrics, 2003, 111 (6), p 1672-1680; DE MONTIGNY (C.). « Les probiotiques tiennent-ils toujours la route ? » *Les Mets Sages*, 2007, 17(3), p. 5.

79 National Center for Complementary and Alternative Medicine du National Institute of Health. *Op. cit.*

[80] National Center for Complementary and Alternative Medicine du National Institute of Health, www.nccam.nih.gov/health/homeopathy/, dernière mise à jour août 2008; Auckland Allergy Clinic. *Op. cit.*

[81] Auckland Allergy Clinic. *Op. cit.*

[82] *Ibid.*; National Center for Complementary and Alternative Medicine du National Institute of Health, www.nccam.nih.gov/health/acupuncture/ ,dernière mise à jour août 2008.

[83] NOWAK-WEGRZYN (A.).Op. cit.

LA PRÉVENTION DES RÉACTIONS ALLERGIQUES

LA PRÉVENTION DES RÉACTIONS ALLERGIQUES

Lorsqu'un individu, enfant ou adulte, est allergique parce qu'il a déjà développé des anticorps IgE contre un ou plusieurs aliments, les mesures préventives viseront à éviter l'apparition ou la récurrence d'une réaction allergique. Ces mesures englobe-ront donc l'ensemble des comportements à adopter pour éliminer les contacts avec l'allergène lors du choix des produits à consom-mer, lors de la préparation des repas, de l'entrée à l'école, des activités sociales, des sorties au restaurant, des voyages, etc. De nombreuses stratégies auront à être déployées afin de créer des environnements sécuritaires.

Dans la routine quotidienne, plusieurs éléments doivent être considérés afin d'éliminer les contacts accidentels avec des allergènes :

Le choix des aliments et d'autres produits

L'identification des allergènes dans les produits de consom-mation comme les aliments, les produits de santé naturels, les cosmétiques et les médicaments constitue la base de la prévention pour les personnes allergiques. Le chapitre suivant est consacré à ce sujet.

La manipulation des aliments

Toute personne qui manipule les aliments devrait avoir les mains propres. Cela est évident pour des raisons d'hygiène, mais ça l'est tout autant pour éviter que les mains ne deviennent un vecteur de contamination avec des allergènes. Les instruments utilisés devraient être préalablement bien lavés avec de l'eau et un nettoyant d'usage courant. S'il y a présence d'allergènes dans la cuisine, les repas et collations destinés aux personnes allergiques devraient être préparés en premier afin de minimiser les risques de contamination par les ustensiles et les surfaces de travail. La vaisselle, les chaudrons, les contenants d'entreposage et les linges à vaisselle utilisés pour la personne allergique doivent aussi être d'une propreté irréprochable. Dans cette optique, la compréhension du principe de la contamination est incontournable pour assurer la sécurité des personnes allergiques :

– La contamination directe se produit lorsqu'un aliment entre en contact direct avec un allergène. Cet aliment devient ainsi dangereux pour la personne allergique. Par exemple, une crème glacée en contact direct avec une noix, un sandwich au beurre d'arachide emballé avec un sandwich au fromage, une éclaboussure de lait sur un aliment, etc. Il faut savoir que retirer la noix de la crème glacée ou le sandwich de l'emballage ne rendra pas l'aliment inoffensif pour la personne allergique. Une fois qu'il y a eu contact, il y a eu contamination !

– La contamination croisée survient lors du contact d'un aliment avec un autre objet – ustensile, surface de travail, mains, etc. – ayant été lui-même en contact avec un allergène sans avoir été préalablement nettoyé. Par exemple, un cuisinier prépare des légumes après avoir manipulé du poisson sans s'être lavé les mains; un couteau qui a servi à préparer une rôtie au beurre d'arachide est utilisé pour tartiner un pain avec de la confiture; un mélangeur où l'on a fabriqué une mousse aux œufs a été mal nettoyé. Encore là, il peut y avoir eu contamination sans que ce soit visible à l'œil nu !

L'entreposage des aliments

Une attention spéciale doit aussi être apportée à l'entreposage des aliments. Que ce soit dans le réfrigérateur ou dans le garde-manger, les contenants devraient être bien identifiés et couverts pour éviter que le contenu ne soit accidentellement contaminé par écoulement ou déversement d'un allergène. Le recours à des autocollants ou à des contenants de couleur peut aussi être utile pour identifier facilement les aliments jugés sécuritaires pour la personne allergique.

L'instauration de mesures préventives

L'instauration des mesures préventives à la garderie, à l'école, dans les camps de vacances, lors d'activités sociales, de sorties au restaurant, de voyage, etc. constitue une autre stratégie gagnante dans le contrôle des allergies. Ces différents sujets seront également traités dans cette section.

Toutefois, même les meilleures mesures préventives ne sont pas infaillibles. Aussi faut-il reconnaître et accepter que le risque zéro n'existe pas. L'éducation de la personne allergique et des membres de son entourage doit donc faire partie intégrante du programme de prévention, et devrait comprendre les éléments suivants :

– La reconnaissance des symptômes d'une réaction allergique.

– Le port de l'auto-injecteur d'épinéphrine et l'apprentissage, par la personne allergique et par son entourage, de sa manipulation au moyen d'un auto-injecteur de démonstration.

– La gestion optimale de toute condition médicale pouvant intensifier les réactions allergiques : présence concomitante d'asthme, prise de médicaments pouvant interférer avec l'action de l'épinéphrine, etc.

1. L'ÉTIQUETAGE DES PRODUITS DE CONSOMMATION COURANTE

Comme il n'existe malheureusement pas de traitement pour guérir les allergies alimentaires, l'évitement systématique de tous les produits pouvant contenir l'allergène responsable demeure la meilleure façon de se prémunir contre les réactions indésirables. Outre les aliments, il faut savoir que des allergènes alimentaires peuvent être présents dans d'autres produits de consommation couramment utilisés.

Affronter le quotidien avec des allergies alimentaires nécessite donc une grande rigueur dans le choix des produits qui sont consommés. Pour y arriver, les personnes allergiques et leur entourage n'ont d'autre choix que de se rabattre sur l'information apparaissant sur les emballages de ces différents produits. Le décodage des étiquettes prend ainsi toute son importance lorsque vient le temps de faire des choix éclairés. Les produits de santé naturels (probiotiques, remèdes homéopathiques, vitamines, etc.), les médicaments sur ordonnance et en vente libre de même que les cosmétiques sont d'excellents exemples de produits pouvant contenir des allergènes alimentaires. La liste des ingrédients apparaissant sur les emballages de ces produits devient donc, elle aussi, une source d'information précieuse et indispensable. Il faut cependant savoir que cette liste n'est pas soumise aux mêmes exigences d'étiquetage que la liste d'ingrédients qui accompagne les aliments préemballés.

En fait, au Canada, l'étiquetage des aliments, des médicaments, des vaccins, des produits de santé naturels et des cosmétiques relève directement de la Loi sur les aliments et drogues. L'étiquetage des aliments est régi par le Règlement sur les aliments et drogues (RAD), section aliments. L'étiquetage des médicaments et des vaccins est encadré par le Règlement sur les aliments et drogues, section drogues. De son côté, l'étiquetage des produits de santé naturels est régi par le Règlement sur les produits de santé naturels (RPSN) tandis que l'étiquetage des cosmétiques est encadré par le Règlement sur les cosmétiques (RC).

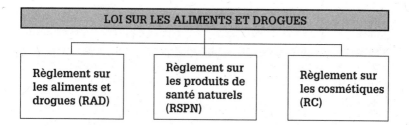

Les aliments

Trop, c'est combien? Les gens demandent souvent quelle quantité d'allergène est suffisante pour déclencher une réaction allergique grave. Malheureusement, personne ne peut donner de réponse précise à cette question. On sait que certaines personnes allergiques peuvent consommer de faibles quantités d'un aliment auquel elles sont allergiques sans que cela déclenche de réaction sérieuse. Par contre, d'autres personnes allergiques vont réagir très violemment à d'infimes quantités. Les experts s'entendent pour dire qu'il existe probablement une quantité X appelée « seuil », unique à chacun des allergènes, sous laquelle aucune réaction allergique ne se manifesterait[1]. Au-delà de cette limite, il existerait un danger de réaction tandis qu'une valeur sous ce seuil signifierait l'absence de risque pour tous les individus allergiques à cet aliment. Malheureusement, jusqu'à maintenant, aucun consensus n'a été établi sur la valeur de cette quantité X. On comprend l'impatience de trouver une réponse à cette question car, à partir du moment où une telle valeur sera connue et qu'elle fera consensus, il sera beaucoup plus facile pour les entreprises agroalimentaires et pour les instances gouvernementales de renseigner les consommateurs allergiques sur la présence ou l'absence d'un allergène dans les produits et sur les risques qui y sont associés.

Au Canada, l'étiquetage des aliments est régi par la Loi sur les aliments et drogues. Le Règlement sur les aliments et drogues (RAD), qui a été développé en 1954, découle de cette loi et permet son application. Le Règlement sur les aliments et drogues s'applique à tous les aliments vendus au Canada, qu'ils soient produits localement ou importés. Ainsi, tous les produits alimentaires importés au Canada doivent se soumettre aux règles en vigueur au Canada. Le RAD stipule aussi que la plupart des produits préemballés doivent être étiquetés et que les ingrédients et leurs constituants doivent apparaître sur l'étiquette en ordre décroissant de leur importance dans la composition de l'aliment.

Les lacunes du règlement actuel

La version actuelle du règlement autorise, par certaines exemptions approuvées, que certains allergènes puissent être présents dans un produit sans qu'ils soient clairement inscrits sur la liste des ingrédients. Ainsi, les constituants de certains ingrédients qui apparaissent sur une étiquette peuvent ne pas être déclarés. Par exemple, la margarine, ingrédient indiqué sur l'étiquette d'un mélange à gâteau, pourrait contenir des constituants comme des produits laitiers ou du soya sans que l'information apparaisse sur la liste des ingrédients. Or, on sait que pour certaines personnes la consommation de très petites quantités d'un aliment auquel elles sont allergiques est suffisante pour mettre leur vie en danger.

Autre lacune, le recours à des mots complexes rend difficile l'identification des allergènes par les consommateurs. Toute personne qui doit s'approvisionner pour une personne allergique sait à quel point la lecture d'une étiquette et le décodage d'une liste d'ingrédients peuvent être fastidieux. Les mots suivants peuvent signifier la présence de produits laitiers dans un aliment lorsqu'ils apparaissent sur une étiquette : caséine, caséinate, caséine hydrolysée, protéines de lait hydrolysées, dérivés de protéines de lait, lactalbumine, lactose, lactoferrine, lactoglobuline, etc. Autre exemple, pour une personne allergique aux œufs, il faut actuellement connaître la liste d'une vingtaine de mots pouvant signifier la présence d'œuf dans un produit. La même situation existe pour d'autres allergènes. Lorsque la personne est allergique à plusieurs aliments, le nombre de mots à apprendre peut alors croître de façon exponentielle. Cette situation pose donc de sérieux problèmes aux personnes affectées par des allergies alimentaires et qui doivent apprendre une liste de mots compliqués pouvant signifier la présence de l'allergène à éviter[2].

L'évitement complet de tous les allergènes demeure donc une tâche difficile et demande au consommateur allergique une connaissance approfondie du RAD et de ses exemptions.

D'importantes modifications au règlement actuel ont été proposées en 1999, mais ce n'est qu'à l'été 2008 que ces modifications ont été officiellement introduites dans le processus législatif canadien. On espère que le règlement amendé pourra enfin entrer en vigueur dans le courant de l'année 2010.

Les modifications proposées

Les modifications proposées à la loi actuelle ont pour objectif de réduire au minimum les risques associés à la consommation par inadvertance d'allergènes alimentaires et de faciliter le choix d'aliments nutritifs et sécuritaires pour les personnes assujetties à des restrictions alimentaires.

On a d'abord choisi de porter une attention particulière à des aliments jugés prioritaires parce qu'ils sont responsables de plus de 95 % de toutes les réactions allergiques : les arachides, les noix (amandes, noix du Brésil, noix de cajou, noisettes, noix de macadamia, pacanes, pignons, pistaches), le lait, les œufs, les poissons, les crustacés et mollusques, le blé (et les sources de gluten : l'orge, l'avoine, le seigle, le triticale, le blé, le kamut et l'épeautre), le soya, le sésame et les sulfites (un additif alimentaire)[3]. À la suite de demandes de consommateurs allergiques, la moutarde sera prochainement ajoutée à la liste des allergènes prioritaires au Canada[4].

Ainsi, une des premières dispositions du nouveau règlement vise à éliminer la plupart des exemptions approuvées qui touchent les allergènes prioritaires. Par conséquent, les allergènes alimentaires prioritaires, lorsqu'ils sont ajoutés comme ingrédient ou composant d'un ingrédient, devront être déclarés sur tous les aliments préemballés dont l'étiquette comporte une liste d'ingrédients[5]. On définit un aliment préemballé comme un aliment contenu dans un emballage de manière à être vendu, utilisé ou acheté normalement par une personne[6].

Par exemple, dans leur formulation de base, certaines sauces Worcestershire (l'ingrédient) peuvent contenir du blé, du soya et des anchois (composants d'un ingrédient). Or, avec les modifications proposées, le nom « sauce Worcestershire », ne pourra plus apparaître seul sur la liste des ingrédients d'un aliment mais devra être accompagné des mots : poisson (pour anchois), blé et soya.

Autre exemple : dans le règlement actuel, les allergènes entrant dans la composition des assaisonnements (qui peuvent contenir du blé, du soya, etc.) n'ont pas à être énumérés sur la liste des ingrédients. L'appellation « assaisonnement » seule est autorisée. Avec les modifications proposées, si un produit affiche le mot « assaisonnement » sur sa liste d'ingrédients, la présence de ses composants (blé, soya ou autre allergène prioritaire) devra aussi être clairement identifiée sur la liste des ingrédients.

Un autre aspect important du nouveau règlement est d'exiger que tous les allergènes prioritaires soient identifiés sous leur nom usuel commun, en ayant recours à une terminologie simple, uniforme et facile à comprendre[7]. Cette exigence vaudra même si l'aliment n'est qu'un constituant d'un ingrédient apparaissant sur la liste.

Ainsi, avec les nouvelles modifications réglementaires, le consommateur allergique n'aura plus à apprendre la liste des 10 à 20 différents termes pouvant signifier la présence d'un allergène, car on pourra facilement identifier l'allergène sous son nom « commun » sur la liste des ingrédients. L'identification des aliments à risque sera ainsi facilitée. L'information devra apparaître selon une des deux possibilités suivantes :

1. Sur la liste des ingrédients, entre parenthèses, immédiatement après le nom usuel de l'ingrédient ou du constituant dans lequel il est présent, par exemple : « Ingrédients : Huiles de canola et de tournesol, eau, huiles de palme et de palmiste modifiées, sel, babeurre en poudre (lait), lécithine de soya (soya)... »

2. Dans une mention commençant par ces mots : « Renseignements relatifs aux allergies et intolérances — Contient : ... », et la liste des ingrédients suivrait immédiatement. Par exemple : « Ingrédients : Avoine à grains entiers, sucre, morceaux de pomme déshydratés (stéarate de calcium, sulfites), sel, gomme de guar, fer (enrobé d'huile de soya hydrogénée)... Renseignements relatifs aux allergies et intolérances – Contient : sulfites, soya... »

Cette deuxième exigence vise aussi l'identification des sources de l'allergène avec le nom commun. Puisque la lécithine peut être un sous-produit de l'œuf, du soya, du riz ou du tournesol, et que l'amidon peut tirer son origine du maïs ou du blé, leur source devra être spécifiée sur la liste des ingrédients[8]. Ainsi, si un allergène prioritaire est présent en très petite quantité ou s'il y a possibilité qu'il soit présent sous forme de protéine hydrolysée, d'amidon ou de lécithine, son nom commun devra obligatoirement apparaître sur la liste des ingrédients. On lira, par exemple, protéine de soya hydrolysée, amidon de blé ou lécithine d'œuf, etc.[9]

Les limites des modifications proposées

1- Ces modifications au règlement sur l'étiquetage des aliments ne touche que les allergènes jugés prioritaires.

Toute réglementation, aussi bonne soit-elle, a ses limites. Il est important de préciser que ces modifications au règlement ne toucheront que les aliments (et additifs) jugés prioritaires. À titre d'exemple, la coriandre peut être un constituant des assaisonnements d'un produit transformé. Mais comme la coriandre n'est pas considérée comme un allergène prioritaire au Canada, le mot « coriandre » n'apparaîtra pas nécessairement à côté des mots « assaisonnement » ou « épices ». Il en va de même pour une allergie à n'importe quelle autre épice (cannelle, muscade, etc.). Ces aliments sont souvent des constituants d'une vinaigrette ou d'un mélange d'assaisonnements et peuvent être cachés sous des appellations génériques telles que : assaisonnement, vinaigrette, épices, etc. Il faut donc être particulièrement vigilant lorsqu'on est affligé d'une telle allergie. Comme ce ne sont pas des allergènes figurant sur la liste prioritaire, leur identification comme constituants n'est pas obligatoire.

2- Elles ne touchent pas tous les produits préemballés.

Malheureusement, certains aliments préemballés sont exemptés de la déclaration des allergènes, même prioritaires. En fait, certains de ces produits sont même exemptés de présenter une liste d'ingrédients. Le consommateur allergique est donc invité à être très prudent lorsque ses choix se portent entre autres sur les aliments préparés dans les épiceries, comme les poulets rôtis à la broche, ou qui sont vendus dans des machines distributrices comme des sandwichs ou petits gâteaux. Toutefois, si un fabricant choisit de fournir une liste d'ingrédients pour ces aliments, les exigences d'étiquetage des allergènes s'appliqueront selon la réglementation[10].

3- Elles ne touchent pas les produits en vrac.

Un produit en vrac est un produit vendu dans les épiceries ou dans les marchés d'alimentation à partir de contenants dans lesquels les consommateurs se servent eux-mêmes et prennent, à l'aide d'un ustensile, la quantité désirée du produit, la placent dans un sac et ferment celui-ci à l'aide d'une attache. Les produits en vrac, à l'exception des noix en mélange préemballées, ne sont pas ciblés par les nouvelles exigences proposées[11].

4- Les modifications réglementaires proposées ne couvrent pas les mises en garde de type : « Peut contenir... »[12] et les allégations relatives à l'absence d'un allergène dans un produit.

Les « Peut contenir... »

La loi autorise les manufacturiers d'aliments à afficher une mise en garde de type « peut contenir... » sur leurs emballages lorsque toutes les précautions possibles pour éviter la présence d'allergènes n'ont pas réussi à assurer complètement leur absence. Cette mesure a pour but de venir en aide au consommateur qui souffre d'allergie alimentaire afin de l'informer du risque associé à la consommation du produit. Selon le Règlement sur les aliments et drogues (RAD), une mise en garde de type « peut contenir... » doit être vraie, suivre la liste d'ingrédients, refléter une augmentation du risque lié à la consommation du produit et ne pas se substituer aux bonnes pratiques de fabrication[13].

Au fil des années, ce type de mentions s'est décliné sous une multitude de libellés différents, au point où plusieurs consommateurs allergiques négligent maintenant d'en tenir compte dans leur choix d'aliments, croyant à tort que l'entreprise qui appose une telle mention sur l'emballage de son produit ne fait que se protéger d'éventuelles poursuites. Il semblerait que le type de mentions utilisé serait associé à tort à un degré de risque différent. Par exemple, selon des consommateurs allergiques questionnés, la mention « Peut contenir des arachides » serait faussement associée à un plus grand risque de présence d'arachides que la mention « Fabriqué dans une usine qui utilise des arachides »[14]. Une banalisation du risque s'est installée, mettant ainsi plusieurs consommateurs allergiques en danger.

Plus près de nous, Santé Canada a récemment enquêté sur les mises en garde apparaissant sur des barres de chocolat et de céréales tout en analysant le contenu pour déterminer la présence éventuelle d'arachides et de noix. Les résultats de l'enquête ont révélé que la mise en garde la plus fréquemment utilisée au Canada est la suivante : « Peut contenir des traces de... », ce qui signifie que la quantité de l'allergène présent, le cas échéant, serait très minime. Or, les résultats d'analyse concernant ces produits ont révélé que les taux d'allergène peuvent représenter beaucoup plus que de simples traces[15] ! Une autre étude a démontré que des traces d'arachides en quantités assez importantes pour déclencher des réactions allergiques ont été détectées dans 7 % des produits échantillonnés et que la nature de la mise en garde n'était aucunement reliée au degré de risque que cela représentait[16].

Le risque associé aux mentions « peut contenir... » est donc bien réel, et tout aliment transformé affichant une mise en garde devrait être considéré comme potentiellement dangereux pour la personne allergique, qui ne devrait donc pas le consommer.

Puisque les propositions de modifications au Règlement sur l'étiquetage des aliments, même lorsqu'elles seront adoptées, ne prévoient aucun encadrement pour les mises en garde de type « peut contenir... », on comprend que des directives supplémentaires concernant ce type d'étiquetages sont devenues nécessaires. Santé Canada prévoit proposer sous peu des critères précis pour l'utilisation de ces mises en garde.

Les allégations d'absence d'allergènes

Le consommateur allergique est limité dans ses choix alimentaires à cause des nombreuses restrictions auxquelles il doit faire face. Une fois qu'il a trouvé un produit qui répond à ses besoins, il l'adopte souvent pour très longtemps. Cela fait de lui un consommateur captif des choix qui s'offrent à lui. Les entreprises l'ont compris et, dans une volonté de fidélisation des consommateurs et dans l'optique d'acquisition de nouveaux marchés, beaucoup ont développé des produits affichant des mentions « sans arachides », « sans gluten », « sans produits laitiers », « sans noix », etc. On a ainsi vu apparaître au cours des dernières années une nouvelle tendance qui ne cesse de croître. En 2002, la compagnie Nestlé a pavé la voie de cette nouvelle tendance en étant l'une des premières compagnies à garantir l'absence d'allergènes spécifiques dans ses produits destinés aux jeunes enfants et, surtout, la première à utiliser ce créneau dans sa stratégie marketing.

Aujourd'hui, une panoplie de nouveaux logos et de nouveaux produits affichant des mentions « sans allergène » sont apparus sur le marché canadien. Qui plus est, à l'instar des mises en garde de type « peut contenir … », on commence à voir apparaître une variation sur un même thème des différents libellés : « Produit sans arachides », Fabriqué dans une usine sans arachides », « Usine sans arachides », etc.

Selon la loi, les mentions d'absence d'un ingrédient ou d'une substance dans un aliment doivent être fondées (justifiées par des données d'analyse et de recherche appropriées) et ne pas être mensongères[17]. À l'heure actuelle, des dispositions de la Loi sur les aliments et drogues permettent aux autorités d'intervenir si une mention d'absence d'allergène est fausse, c'est-à-dire lorsqu'une réaction allergique est rapportée à la suite de la consommation d'un produit alléguant l'absence d'un allergène. À part la possibilité de procéder à des contrôles aléatoires dans les établissements de transformation alimentaire, la loi ne prévoit aucun encadrement des programmes de contrôle des allergènes mis en place dans les usines.

Or, pour une personne avisée, le fait qu'il n'y ait pas d'arachides dans une usine ne garantit pas nécessairement que le produit final en soit exempt. Le contrôle des allergènes dans le processus de fabrication d'un aliment va bien au-delà de leur absence dans l'usine. Des consommateurs allergiques très sensibles pourraient réagir à la présence inopinée d'allergènes cachés dans un ingrédient de base, qui aurait été contaminé à la suite de mélanges dans les recettes ou, en raison d'erreurs d'emballage, etc.[18]

On sait que la manipulation de la farine ou de la poudre de lait ou d'œuf peut transporter des allergènes dans les endroits les plus inattendus d'une usine et contaminer l'air ambiant. On sait aussi que des fragments de noix ou d'arachides peuvent se loger dans des parties difficilement accessibles d'une chaîne de production et y rester même après un nettoyage minutieux.

Plusieurs questions méritent d'être posées : a-t-on mis en place une formation des employés quant au contrôle des allergènes ? Dans quelles conditions sont entreposés les aliments et la matière première ? A-t-on recours à des tests de détection sur le produit fini pour valider l'efficacité des contrôles d'allergènes ? Est-ce toute l'usine qui est « sans arachides » ou seulement la section où l'on fabrique les produits concernés ?

Les consommateurs allergiques n'ont que peu de moyens de connaître les contrôles en place dans une usine pour garantir la sécurité d'un produit « sans allergènes ». Ils peuvent toujours contacter les entreprises mais, dans ce milieu ultra-compétitif où les parts de marché sont défendues avec vigueur, on peut comprendre leurs réticences à dévoiler les détails de leur programme de contrôle des allergènes.

Certains manufacturiers d'aliments ont des équipes internes de spécialistes en sécurité alimentaire, qui font un excellent travail et dont le mandat est justement de développer et de superviser les programmes de contrôle des allergènes. Cependant, toutes les entreprises œuvrant dans l'agroalimentaire n'ont malheureusement pas les mêmes ressources et expertises. Le consommateur aurait donc tout intérêt de s'assurer que les produits « sans allergènes » proposés sont développés dans un contexte régi par un programme rigoureux.

À cet égard, le Programme de certification pour le contrôle optimal des allergènes dans les produits transformés a vu le jour en mars 2006 avec la participation de Santé Canada. C'est un programme ambitieux qui a été conçu pour aider les entreprises à répondre aux besoins des consommateurs allergiques et diversifier les choix souvent restreints de ces derniers. Il a aussi été développé afin d'aider les entreprises qui désirent offrir des produits « sans allergènes » aux consommateurs.

C'est un programme unique au monde et issu d'une étroite collaboration entre les autorités, l'industrie agroalimentaire et les associations de consommateurs allergiques. De plus, l'impartialité qu'apporte l'implication d'un vérificateur externe dans l'évaluation des méthodes de contrôle des allergènes est unique à ce programme.

Aussi appelé Programme CAC pour « Contrôle allergène certifié » ou « Certified Allergen Control », il a été mis sur pied grâce à la participation des scientifiques et des experts de différents organismes spécialisés en sécurité alimentaire, dont Santé Canada, le Bureau de normalisation du Québec (BNQ), le Ministère de l'Agriculture, des Pêcheries et de l'Alimentation du Québec (MAPAQ) et l'Agence canadienne d'inspection des aliments (ACIA) qui a apporté son soutien technique dans la validation des exigences du programme[19].

Le Programme CAC vise quatre objectifs majeurs :

1. Assurer la sécurité des consommateurs allergiques.
2. Maximiser leurs choix d'aliments.
3. Aider les entreprises agroalimentaires à contrôler les allergènes dans leurs usines de transformation.
4. Uniformiser les pratiques de contrôle des allergènes durant le processus de transformation des aliments d'une entreprise à l'autre.

Dans un premier temps, le Programme CAC cible exclusivement les allergènes alimentaires pour lesquels des tests de détection reconnus et validés sont commercialisés : arachide, amande, lait et œuf. Éventuellement, la portée du Programme CAC sera étendue à d'autres allergènes (gluten, noisette, etc.) en fonction du développement des connaissances scientifiques et technologiques en matière de détection des substances allergènes.

Pour obtenir l'autorisation d'apposer la marque de conformité Contrôle allergène certifié (CAC) sur l'emballage d'un produit, une entreprise manufacturière doit se conformer à des exigences rigoureuses, approuvées par les collaborateurs du programme.

Ces exigences sont consignées dans un cahier des charges qui oblige la compagnie à adopter des méthodes de production et de contrôle afin de garantir l'absence de substances allergènes dans les produits visés. Des tests de détection d'allergènes reconnus et validés scientifiquement doivent également être faits régulièrement par le manufacturier pour confirmer l'efficacité des mesures de contrôle des allergènes. De plus, ce qui rend ce programme unique, c'est que l'entreprise participante doit se soumettre à une vérification effectuée par un organisme certificateur externe, neutre et impartial, en l'occurrence le Bureau de normalisation du Québec (BNQ), pour obtenir et conserver sa certification*.

Le choix de vos aliments

Il est important de relire la liste des ingrédients CHAQUE FOIS que vous achetez un produit, même si ce produit est familier et que vous le consommez régulièrement, car les recettes et les conditions de production peuvent avoir changé depuis votre dernier achat. En voici quelques exemples :

– La nouvelle vague d'élimination des gras trans dans les produits a incité l'industrie à utiliser de nouvelles sources de gras. Certains consommateurs allergiques aux graines de tournesol ont eu la surprise de réaliser que l'huile de tournesol, pauvre en gras saturés, était devenue un excellent substitut aux gras trans.

---

* Déjà près de 130 produits affichent la mention CAC. Tous les détails sur le Programme CAC ainsi que de l'information sur les aliments certifiés sont disponibles sur le site www.certification-allergies.com. Les consommateurs peuvent aussi s'inscrire à une base de données afin d'être avisés dès que de nouveaux produits obtiennent leur certification.

- Les aliments enrichis peuvent cacher des allergènes. Il faut donc être vigilant. L'enrichissement de produits en oméga-3 a pris quelques consommateurs allergiques par surprise. L'huile de poisson est la source d'oméga-3 qui présente le plus de bénéfices pour la santé. Qui aurait pensé de vérifier la liste d'ingrédients d'un yogourt pour la présence possible d'huile de poisson?

- La mention « enrichi en calcium » peut souvent cacher l'ajout d'une source de calcium d'origine laitière.

Le cas où un produit préemballé entraîne une réaction allergique

Si la consommation d'un produit préemballé semble être la cause d'une réaction allergique, il faut évidemment traiter la réaction sans tarder et demander de l'aide médicale. La relecture de l'emballage et de la liste des ingrédients est impérative afin d'y déceler la présence de l'allergène suspecté. Si, malgré la vérification, la présence de l'allergène vous semble probable sans que l'étiquette en fasse mention, un échantillon du produit ainsi que l'emballage avec toutes les étiquettes doivent être conservés pour être analysés. Il est alors recommandé de contacter l'Agence canadienne d'inspection des aliments afin qu'un inspecteur communique avec vous. Une enquête sera alors amorcée, Santé Canada pourrait être contactée, et des analyses pourraient être demandées afin de détecter la présence suspecte d'allergène. Si l'ACIA et Santé Canada jugent que le produit peut entraîner des conséquences graves sur la santé des consommateurs allergiques, un rappel sera ordonné et un avis aux médias sera diffusé. L'information sera affichée sur le site de l'ACIA.

Le cas des sulfites

Le terme « sulfites » désigne des agents chimiques utilisés comme additifs alimentaires composés d'acide sulfureux et de ses sels (acide sulfureux, anhydride sulfureux, bisulfite de potassium, bisulfite de sodium, dithionite de sodium, métabisulfite de potassium, métabisulfite de sodium et sulfite de sodium). Les sulfites, aussi connus sous l'expression « agents de sulfitage », sont régis par le Règlement à titre d'additifs alimentaires et font partie des aliments prioritaires établis par le gouvernement du Canada dans sa réglementation sur l'étiquetage des aliments.

On estime que 1 % de la population en général et environ 4 % des personnes asthmatiques sont affectés par une sensibilité aux sulfites. Bien que les sulfites ne provoquent pas de réelles réactions allergiques, les personnes sensibles aux sulfites peuvent subir des réactions très semblables à celles pouvant survenir chez les personnes atteintes d'allergies alimentaires. Les données scientifiques actuelles révèlent que les réactions indésirables sont provoquées par la consommation d'aliments contenant des sulfites à des quantités totales égales ou supérieures à 10 parties par million (ppm). À la suite de ce constat, les modifications proposées à la réglementation actuelle sur l'étiquetage exigeront que les sulfites ajoutés à un aliment fassent l'objet d'une déclaration en utilisant la phrase « Information sur l'allergie et l'intolérance - Contient: ... », s'ils sont présents à une concentration de 10 ppm ou davantage[20]. Prenons par exemple la liste des ingrédients apparaissant sur une enveloppe de sauce. On devra lire quelque chose comme : « Farine de blé, amidon de maïs, graisse végétale (huile de palme, huile de coton, huile de soya ou huile de canola), sel, protéine de soya hydrolysée (sel, caramel [colorant], huile de soya hydrogénée), assaisonnement (sucre, tomates en poudre, poudre d'oignon, poudre d'ail, sel, soya, graisse végétale, épices, jus de citron en poudre, matière sèche de glucose, acide citrique, arôme artificiel, amidon de maïs, glutamate monosodique, jaune 6, sulfites). Information sur l'allergie et l'intolérance - Contient du blé, du soya et des sulfites. »

On peut retrouver des sulfites dans les raisins frais, le vin, les fruits et légumes séchés, les produits en conserve, les mélanges de soupe, le jambon, les produits marinés, la mélasse, les croustilles, les cerises au marasquin, etc.*

---

* Un dépliant informatif sur les sulfites a été préparé par les autorités gouvernementales et les associations de consommateurs allergiques et est disponible à l'adresse suivante : www.inspection.gc.ca/francais/fssa/labeti/allerg/sulphf.shtml.

Les huiles comme ingédients de produits alimentaires

Théoriquement, les huiles pures (hautement raffinées) ne contiennent pas de protéines, sinon des niveaux extrêmement bas[21]. Comme on sait que les réactions allergiques sont causées par des protéines, le contact avec une huile pure ne devrait pas poser de problèmes à une personne allergique[22]. L'inquiétude dépend beaucoup plus du degré de pureté des huiles. Il a été démontré qu'une huile végétale pressée à froid ou non raffinée pouvait contenir des quantités importantes de protéines[23]. Une étude britannique publiée en 1997 a évalué les pouvoirs allergènes d'huiles d'arachide pures (raffinées) et non raffinées chez 60 individus allergiques à l'arachide. Au total, 6 personnes ont présenté des réactions légères au contact de l'huile non raffinée et aucune n'a réagi à l'huile hautement raffinée[24].

Malheureusement, le degré de raffinage des huiles utilisées en industrie n'est pas uniforme ni indiqué sur l'étiquette. De plus, les tests pour détecter la présence de protéines dans les huiles commerciales sont limités, et personne n'est en mesure, encore aujourd'hui, de fixer une quantité acceptable de protéines (valeur seuil) présentes dans l'huile, qui ne déclencherait de réaction chez aucun individu allergique. C'est pourquoi peu de manufacturiers acceptent de garantir que leur huile, même raffinée, ne contient pas de protéines.

Devant l'incertitude qui persiste et dans l'attente d'études et d'outils plus précis, la prudence est de mise. Le consommateur allergique devrait donc vérifier avec son allergologue ou avec la compagnie avant de consommer des huiles qui proviennent d'un aliment auquel il est allergique.

Information complémentaire

La plupart des compagnies agroalimentaires ont un service à la clientèle pour répondre aux questions des consommateurs. Les consommateurs allergiques sont encouragés à les contacter en utilisant un numéro sans frais ou une adresse Internet qui apparaît habituellement sur l'emballage des produits, afin d'obtenir plus de précisions ou des réponses à leurs questions.

Les organismes de réglementation ont préparé de nombreux documents d'information à l'usage des consommateurs, qui reprennent les grandes lignes du Règlement sur les aliments et drogues. Des dépliants portant sur chacun des allergènes prioritaires sont accessibles auprès des instances gouvernementales et des regroupements de consommateurs allergiques dont les coordonnées apparaissent à la fin de ce livre.

Les produits de santé naturels – PSN

Au Canada, l'appellation « Produits de santé naturels » comprend tous les produits suivants :

- les vitamines et minéraux;
- les plantes médicinales;
- les remèdes homéopathiques;
- les remèdes traditionnels
  (p. ex. médecine traditionnelle chinoise);
- les probiotiques;
- les autres produits, tels les acides aminés et les acides gras essentiels, oméga-3, etc.

Une récente enquête révèle que 71 % des Canadiens consomment régulièrement des produits de santé naturels (PSN), et que la moitié d'entre eux (52 %) estiment que les PSN sont sans danger parce qu'ils sont fabriqués à partir d'ingrédients naturels[25].

Toutefois, plusieurs produits de santé naturels peuvent camoufler des allergènes alimentaires et, dans certains cas, leur identification n'est pas toujours possible. À titre d'exemple, les granules homéopathiques renferment environ 15 % de lactose. Or, même si le lactose, qui est un sucre, ne contient pas à l'état pur de protéines laitières pouvant être à l'origine de réactions allergiques, les fabricants admettent volontiers que le lactose utilisé dans les produits homéopathiques vendus au Canada contient des protéines laitières[26]. Des cas de réactions allergiques à des granules homéopathiques ont déjà été rapportés[27].

D'autres produits homéopathiques contiennent de l'avoine et de la cannelle (Alfalfa tonique®), du maïs (Homéovox®), etc.[28] La glucosamine, quant à elle, est obtenue soit à partir d'invertébrés marins (ex.: crabes, homards), soit en la synthétisant. Par prudence, le consommateur allergique aux fruits de mer devrait vérifier la source du produit avec la compagnie afin de s'assurer de l'absence d'allergènes alimentaires.

Bonne nouvelle pour les consommateurs allergiques! Au Canada, depuis le 1er janvier 2004, les normes régissant l'étiquetage des PSN relève du nouveau Règlement sur les PSN (RPSN) qui exige que tous les PSN aient une licence d'exploitation et de mise en marché et affichent un NPN (numéro de produit naturel à huit chiffres) ou un DIN HM (numéro de médicament homéopathique) comme condition préalable à la commercialisation. Selon cette nouvelle réglementation, tous les PSN qui affichent un de ces numéros à huit chiffres ont obtenu une licence de mise en marché de Santé Canada et ont répondu aux trois critères d'innocuité, d'efficacité et de qualité. Ces produits affichent obligatoirement sur leur étiquette extérieure (ou sur un dépliant attaché ou fixé au contenant) les noms usuel et propre de chacun des ingrédients médicinaux et non médicinaux qu'ils contiennent. Ainsi, en se référant aux étiquettes, le consommateur allergique pourra prendre connaissance de la composition exacte des PSN et s'assurer de leur innocuité.

Attention! Les produits qui sont actuellement sur le marché et qui n'affichent pas de numéro de mise en marché (NPN ou DIN HM) devraient être consommés avec une extrême prudence par les personnes qui souffrent d'allergies alimentaires, car ils pourraient contenir des allergènes alimentaires sans que cela soit clairement inscrit sur l'étiquette.

À titre d'exemple, Santé Canada a récemment émis un avis sur son site Internet, demandant aux Canadiens allergiques au lait d'éviter certaines marques de produits probiotiques non autorisés (ces produits n'affichaient pas de NPN) contenant de l'acidophile et étiquetés « non laitiers », car ils contenaient des traces de protéines du lait. Un cas de réaction anaphylactique possiblement associée à l'utilisation de ces produits a été rapporté[29].

Santé Canada a lancé, en septembre 2008, un répertoire des produits de santé naturels homologués. Tous les produits dont la vente a été autorisée au pays seront inscrits sur la liste. Cette liste contient, outre tous les PSN, beaucoup de produits de consommation courants, tels certains dentifrices, antisudorifiques, shampoings, produits pour le visage et rince-bouches[30].

Les consommateurs et les intervenants peuvent consulter cette base de données de produits de santé naturels homologués (BDPSNH) afin de les aider à faire des choix plus éclairés sur les produits qu'ils veulent utiliser. Il est toutefois important de savoir que la recherche par ingrédient (médicinal ou non médicinal) dans la base de données des PSN se fait, en général, en utilisant le nom latin des ingrédients*.

À titre de référence, voici une brève liste des équivalents latins des principaux allergènes :

Nom courant de l'allergène	Nom latin correspondant
Arachide	Arachidne
Avoine	Avena
Blé	Triticum
Seigle	Secale

---

* Les utilisateurs de la base de données doivent aussi savoir qu'elle permet de chercher uniquement parmi les produits pour lesquels la Direction des produits de santé naturels (DPSN) de Santé Canada a délivré une licence de mise en marché (NPN ou DIN HM). Voici l'adresse pour y accéder : www.hc-sc.gc.ca/dhp-mps/prodnatur/applications/licen-prod/lnhpd-bdpsnh-fra.php.

Orge	Hordeum
Noisette	Avellana
Lait	Lactem, lac, lactis
Œuf	Ovum
Soya	Glycine max
Poisson	Piscis
Crustacés	Crustaceus
Mollusques	Molluscus
Sésame	Sesamum
Tournesol	Helianthus

Pour chaque produit retrouvé dans la base de données des produits de santé naturels homologués, les détails suivants sont disponibles : le nom du produit, le nom du titulaire de la licence, le numéro de produit naturel (NPN) ou le numéro de médicament homéopathique (DIN HM), le nom de l'ingrédient médicinal, le nom de l'ingrédient non médicinal, la forme posologique du produit, les usages ou fins recommandés du produit (les indications) et les renseignements sur les risques associés à l'utilisation du produit (mises en garde, avertissements, contre-indications et effets indésirables connus)[31].

Dans les mises en garde, certains produits sont déconseillés aux personnes allergiques à un des ingrédients.

Les cosmétiques

Chaque année, les Canadiens dépensent quelque 5,3 milliards de dollars en cosmétiques. La plupart des hommes, des femmes et des enfants du Canada utilisent régulièrement des produits cosmétiques. Ces produits sont parfois utilisés sur de grandes surfaces du corps (par exemple, le savon) et pendant des périodes prolongées. Plus de 10 000 différents ingrédients se retrouvent dans les cosmétiques utilisés par les Canadiens[32].

La Loi sur les aliments et drogues définit les cosmétiques comme étant des substances ou mélanges de substances pouvant servir à embellir, purifier ou modifier le teint, la peau, les cheveux ou les dents, y compris les désodorisants et les parfums[33]. Les cosmétiques comprennent donc les rouges à lèvres, les mascaras, les ombres à paupières, les vernis à ongles, les shampooings, les revitalisants, les hydratants, les nettoyants, les colorants capillaires, les permanentes, les épilatoires et dépilatoires, et les fonds de teint. Quant aux filtres solaires, traitements contre l'acné, shampooings antipelliculaires, dentifrices anticarie et antisudorifiques, ils sont considérés comme des drogues[34].

De nombreux produits cosmétiques, crèmes hydratantes et autres produits d'hygiène sont offerts sur les tablettes des pharmacies et des épiceries. Beaucoup de ces produits font appel aux pouvoirs émollient et hydratant des huiles d'origine végétale ou contiennent tout simplement des extraits d'aliments qui ajoutent une odeur agréable[35]. En effet, certaines crèmes pour la peau peuvent contenir des huiles d'origine végétale : arachide, soya, tournesol, amande, noix de macadam, etc. D'autres cosmétiques peuvent contenir des produits laitiers, du blé ou du soya, etc., ou seront aromatisés avec des extraits de citron, de pamplemousse, de lavande, d'abricot, etc.[36]

Est-ce que ces produits peuvent avoir un effet néfaste sur les personnes allergiques s'ils ne sont pas avalés? On a rapporté des cas de réaction cutanée à la suite de l'utilisation de produits cosmétiques contenant des protéines laitières chez des enfants allergiques au lait[37]. Même si des réactions ont été rapportées lors de contact cutané avec des allergènes, il faut préciser qu'il est très improbable qu'une réaction allergique grave soit déclenchée par un simple contact cutané ou par l'odeur d'un aliment[38]. Une réaction généralisée serait toutefois possible dans le cas où le produit contenant des allergènes serait appliqué sur une peau qui présente des lésions ouvertes, comme une peau eczémateuse ou un érythème fessier. Le contact avec une muqueuse, comme dans le cas où un enfant sucerait son pouce ou se frotterait l'œil avec une main enduite d'une crème contenant un allergène, pourrait aussi causer une réaction plus grave[39].

Bien que cette théorie ne rallie pas toute la communauté scientifique, on a suggéré que le contact cutané de jeunes enfants avec de l'huile d'arachide contenue dans certaines crèmes pouvait être à l'origine de l'augmentation du nombre d'enfants allergiques à l'arachide. On avance l'hypothèse que d'infimes résidus de protéines d'arachide auraient pu pénétrer la peau endommagée par les lésions eczémateuses et contribuer à stimuler le système immunitaire[40].

Détecter la présence d'allergènes dans les cosmétiques

Le 1er décembre 2004, Santé Canada a adopté le nouveau Règlement sur les cosmétiques, qui rend désormais obligatoire l'étiquetage des ingrédients pour tous les cosmétiques vendus au Canada. Depuis novembre 2006, les dispositions de ce règlement ont force de loi et les compagnies doivent s'y conformer intégralement. Le règlement exige que tous les ingrédients figurent obligatoirement sur l'étiquette externe de tous les cosmétiques vendus au Canada ou sur une étiquette attachée au contenant. Les ingrédients doivent toutefois être mentionnés au moyen de leurs noms INCI (International Nomenclature of Cosmetic Ingredient)[41]. Pour le consommateur, cela peut rendre la lecture des étiquettes assez ardue, car cette nomenclature internationale est en latin. Malheureusement, la seule façon d'obtenir le dictionnaire de l'International Cosmetic Ingredients (ICI) est de l'acheter, et son coût est assez élevé. Il est donc difficile pour les consommateurs allergiques d'identifier facilement les allergènes alimentaires qui pourraient se retrouver dans les produits cosmétiques.

Attention! Le terme « hypoallergène » n'est ni juridique ni même scientifique. Il signifie simplement que le fabricant a choisi des ingrédients de façon à obtenir un produit fini qui amoindrit le risque des réactions allergiques. Il n'y a pas de garantie que le produit ne causera pas de réactions allergiques chez certains individus, car les gens peuvent être allergiques à un vaste nombre de substances. Il n'existe pas de cosmétiques non allergènes[42].

Les médicaments en vente libre, les médicaments sous ordonnance et les vaccins

Composition des produits

Les médicaments sont composés d'ingrédients actifs ayant une fonction thérapeutique spécifique et d'ingrédients inactifs n'ayant aucun effet sur le traitement recherché. Ces ingrédients inactifs, aussi appelés ingrédients non médicinaux (INM), sont toutefois indispensables pour assurer, entre autres, la qualité et la stabilité des médicaments et des produits.

Il a cependant été démontré que certains INM comme le blé (et autres sources de gluten), les huiles végétales, le soya, les dérivés du lait peuvent véhiculer des protéines alimentaires et provoquer des réactions allergiques. À titre d'exemple, le Prometrium® (une hormone féminine), l'Accutane® (un médicament contre l'acné) et le Cérumol® contiennent de l'huile d'arachide; le Bacid® contiendrait du lactosérum; l'Atrovent® sous sa forme d'inhalateur en aérosol est déconseillé aux personnes allergiques au soya. Des médicaments, comme le Salofalk® et le Trasicor®, contiennent du gluten, d'autres des sulfites, etc. Le Serevent® et le Foradil® sont deux autres exemples de médicaments pour l'asthme, offerts au Canada, qui contiennent du lactose[43]. À titre d'exemple, une patiente allergique aux œufs a déjà réagi à l'administration d'un agent anesthésique qui contenait des protéines d'œuf[44]. De plus, certains médicaments peuvent aussi contenir des sulfites et des colorants comme la tartrazine qui peuvent être à l'origine d'autres types de réactions indésirables.

Ce qu'il faut savoir sur les ingrédients non médicinaux (INM)

La composition des INM n'est pas toujours uniforme. En effet, certaines matières premières entrant dans la composition des INM proviennent de fournisseurs extérieurs à l'industrie pharmaceutique, et ces fournisseurs sont appelés à changer au gré des disponibilités des stocks et des besoins du marché. Par exemple, un lot de lactose entrant dans la composition d'un médicament pour l'asthme contenait assez de protéines laitières pour provoquer une réaction allergique chez un patient très sensible alors qu'un autre lot n'avait produit aucun effet chez ce même patient[45].

La composition des INM peut varier dans un même médicament présenté sous différents dosages. Par exemple, le Singulair® 5 mg ne contient pas de lactose, mais le Singulair® 10 mg en contient[46].

Or, au Canada, il n'est pas obligatoire pour les compagnies pharmaceutiques de divulguer la liste des INM. La transmission de l'information relative aux ingrédients non médicinaux se fait sur une base volontaire par les manufacturiers de médicaments[47].

Cette situation a fait l'objet de nombreux débats politiques, et plusieurs tentatives ont été entreprises pour modifier le Règlement sur l'étiquetage des médicaments[48]. Cependant, le règlement n'exige pas encore la déclaration des INM. Bien qu'un nouveau projet de loi soit en développement pour obliger la déclaration des INM dans les médicaments en vente libre, ce projet ne vise toutefois pas l'étiquetage des médicaments sous ordonnance.

Il faut quand même reconnaître les efforts de plusieurs compagnies pharmaceutiques qui, volontairement, rendent disponible l'information relative aux ingrédients non médicinaux de leurs produits. Par contre, même si certaines informations et mises en garde concernant les INM apparaissent dans des ouvrages de référence, ces derniers ne sont, en général, qu'accessibles aux professionnels de la santé. Une base de données sur les produits pharmaceutiques (BDPP) administrée par Santé Canada (Direction des produits thérapeutiques) contient de l'information spécifique sur les médicaments commercialisés au Canada. Cette base de données donne des renseignements sur environ 23 000 produits commercialisés au Canada ainsi que sur les ingrédients actifs, mais ne permet pas de connaître la nature des ingrédients non médicinaux*.

Constat

Les consommateurs qui présentent une allergie alimentaire n'ont pas facilement accès aux renseignements leur permettant d'identifier la présence d'allergènes alimentaires dans les médicaments. Cela augmente les risques d'exposition accidentelle à des produits pouvant compromettre leur sécurité. Pour le consommateur allergique, le médecin et même le pharmacien, l'identification des allergènes dans les médicaments prescrits exige donc une recherche beaucoup plus exhaustive, qui va bien au-delà de la simple lecture d'une liste d'ingrédients. Le consommateur allergique à des aliments doit donc être extrêmement prudent lorsqu'il a recours à des médicaments et prendre le temps de bien s'informer quant à leur composition, tant en ce qui a trait aux ingrédients thérapeutiques qu'aux ingrédients qui n'ont qu'un rôle secondaire. Il est aussi primordial d'informer son médecin, son pharmacien, son thérapeute, son esthéticienne, son coiffeur, etc. de ses allergies alimentaires afin que ces derniers puissent proposer des choix sécuritaires.

La plupart des pharmacies remettent des feuillets d'information avec les médicaments sur ordonnance. Les logiciels utilisés sont capables de recouper les dossiers et l'information sur les allergies de la clientèle. Ainsi, si le fichier santé de votre pharmacien indique que vous êtes allergique à l'arachide et que votre médecin vous prescrit de l'Accutane® (qui contient de l'huile d'arachide) contre l'acné, une alerte sera affichée sur l'écran de l'ordinateur afin d'aviser le pharmacien. Ce système est efficace, mais pas infaillible. Le consommateur allergique doit

---

* La base de données sur les produits pharmaceutiques est accessible à l'adresse suivante : www.hc-sc.gc.ca/dhp-mps/prodpharma/databasdon/index-fra.php.

au préalable s'assurer que la liste de ses allergies alimentaires est détaillée dans son dossier à la pharmacie. Cela présuppose donc que le pharmacien a été mis au courant de l'état de santé du client et qu'il a scrupuleusement consigné l'information dans le dossier.

Finalement, le port d'une identification médicale, tel un bracelet MedicAlert®, est fortement recommandé pour toute personne présentant des allergies alimentaires. Cette identification pourrait vous sauver si jamais vous deviez recevoir des soins ou un médicament d'urgence.

Les vaccins

Une personne présentant des allergies aux aliments devrait savoir que certains vaccins peuvent contenir des allergènes alimentaires comme des protéines d'œuf, de poulet, de la gélatine[49]. Le risque de contact avec un allergène alimentaire est donc possible, et le consommateur allergique doit être vigilant et poser des questions avant de recevoir un vaccin.

L'administration du vaccin Rougeole-Rubéole-Oreillon (RRO) chez de jeunes enfants allergiques aux œufs a longtemps fait l'objet d'inquiétude, car on croyait que les réactions allergiques qui y étaient associées étaient causées par les protéines d'œuf provenant du milieu de culture. Depuis, il a été démontré que l'administration de ce vaccin chez les enfants allergiques aux œufs était sécuritaire[50].

Plusieurs incidents s'apparentant à des réactions anaphylactiques après l'administration du vaccin contre la fièvre jaune ont été rapportés et on croit que la gélatine ou les protéines d'œuf contenues dans la formulation pourraient expliquer les réactions allergiques.

Des réactions anaphylactiques au vaccin contre l'influenza (la grippe) associées à la présence de protéines d'œuf dans le vaccin ont aussi été documentées[51]. Il n'est donc pas recommandé de vacciner les patients gravement allergiques aux œufs avec des vaccins contre l'influenza produits à partir de culture d'œuf[52]. Quel que soit le vaccin que la personne allergique désire recevoir, il est essentiel d'aviser le professionnel de la santé de son état afin que toutes les mesures soient prises pour la protéger.

Le défi de toute personne allergique qui doit s'approvisionner est d'être en mesure de décoder les étiquettes des produits de consommation afin de faire des choix éclairés. Une bonne connaissance de la réglementation demeure donc essentielle à la gestion efficace et sécuritaire des allergies alimentaires. Cette information parfois complexe et difficile à comprendre est toutefois accessible auprès des regroupements de consommateurs allergiques qui se chargent souvent de les expliquer et de les vulgariser. Ce chapitre ne saurait prétendre couvrir toutes les particularités des réglementations sur l'étiquetage des différents produits susceptibles d'être consommés par les personnes allergiques, mais se veut plutôt un résumé de l'information la plus importante.

2. PRÉVENTION DES ALLERGIES ALIMENTAIRES DANS LES MILIEUX JEUNESSE

Les allergies alimentaires affectent de 6 % à 8 % des jeunes d'âge scolaire, et beaucoup d'indices laissent croire que le nombre de cas augmente[53]. Une étude effectuée dans les écoles montréalaises a démontré qu'à elle seule l'allergie à l'arachide affecte environ 15 enfants de 5 à 9 ans sur 1000[54].

Ainsi, si l'on fie aux dernières statistiques du Ministère de l'Éducation, du Loisir et du Sport pour 2006-2007 et sur le nombre de cas estimés des allergies alimentaires, environ 40 000 petits Québécois fréquentant les écoles primaires présenteraient une allergie à au moins un aliment[55].

Un sondage téléphonique, effectué en 2001 auprès de 80 écoles américaines, a mis en évidence que 39 % d'entre elles avaient fait l'expérience d'au moins un incident allergique au cours des 2 années qui avaient précédé. Deux autres études effectuées à 4 années d'intervalle (2001 et 2005) ont démontré que le quart des réactions survenues dans les écoles étaient apparues chez des enfants qui n'étaient pas connus allergiques[56]. Malheureusement, des données similaires ne sont pas disponibles au Canada mais, vu la similitude de notre mode de vie, rien ne laisse penser que la situation soit tellement différente ici. Un constat s'impose, quel que soit le milieu que le jeune allergique fréquentera : tous doivent reconnaître que le risque de réaction est omniprésent et se préparer à intervenir rapidement et efficacement.

Historique

De grands pas ont été accomplis au cours des deux dernières décennies afin de mettre en évidence les principales recommandations et de définir les responsabilités de chacun des intervenants pour une gestion efficace de l'anaphylaxie dans les milieux qui accueillent des jeunes.

Tout a commencé lorsque le bureau du coroner ontarien a signalé 7 décès d'enfants d'âge scolaire attribuables à une réaction allergique aux arachides, aux noix ou aux graines de sésame de 1986 à 1991[57]. En 1994, un élève en excursion scolaire est mort après que des traces de beurre d'arachide ont été retrouvées dans un pot de confiture. Un enfant dans un camp d'été à Montréal est décédé après avoir mangé un sandwich au fromage emballé dans le même sac qu'un sandwich au beurre d'arachide. À la suite de ces événements, des faits importants ont alors été mis en évidence :

- Une quantité microscopique d'un allergène peut être fatale.

- Un bris de routine scolaire ou familiale peut augmenter les risques de réactions.

– L'intervention doit être rapide pour éviter la tragédie[58].

Cela a incité la Société canadienne d'allergie et d'immunologie clinique (SCAIC) à prendre position quant à la gestion des allergies alimentaires et de l'anaphylaxie dans les écoles et autres milieux pour enfants[59]. Un document, développé en collaboration avec des partenaires provinciaux et des regroupements de personnes allergiques, a servi de base pour l'élaboration des premiers protocoles de gestion de l'anaphylaxie en milieu scolaire et en services de garde. Ce document a aussi inspiré à l'Association canadienne des commissions scolaires la publication de L'Anaphylaxie : guide à l'intention des commissions et conseils scolaires[60].

En 1998, ce document publié conjointement par l'Association québécoise des allergies alimentaires (AQAA), le Ministère de la Santé et des Services sociaux et le Ministère de l'Éducation du Québec, a été distribué à toutes les écoles primaires et regroupements de services de garde du Québec. Cela a pavé la voie à une prise de conscience collective de ce problème dans les milieux jeunesse, dont plusieurs ont élaboré des protocoles de gestion de l'anaphylaxie et mis en place des mesures d'encadrement pour les enfants allergiques.

Malheureusement, en septembre 2003, une jeune Ontarienne de 13 ans est décédée à la suite d'une réaction anaphylactique survenue à son école. Asthmatique et allergique au soya, aux produits laitiers et aux arachides, elle venait de consommer des frites à la cantine et a confondu ses premiers symptômes de réaction anaphylactique avec une crise d'asthme, ce qui a retardé l'administration de l'adrénaline. On croit que les frites consommées avaient été contaminées avec le fromage qui servait à préparer de la poutine. Après ce déplorable incident, le coroner a émis des recommandations qui ont mené à l'adoption d'une loi par la législature ontarienne – la Loi de Sabrina – qui oblige les écoles de cette province à avoir un plan général de gestion de l'anaphylaxie ainsi qu'un plan individuel pour chaque élève à risque d'anaphylaxie. Une fois la loi adoptée, un important projet a réuni des représentants de la SCAIC et des associations de personnes allergiques. Ce partenariat a permis d'élaborer et de publier en 2005 un guide pour la gestion de l'anaphylaxie dans les écoles et services de garde : Anaphylaxie à l'école et dans d'autres milieux. Ce guide propose six recommandations de base pour mettre en place les programmes de gestion d'anaphylaxie dans tous les milieux qui accueillent des jeunes.

Recommandations canadiennes sur la gestion de l'anaphylaxie dans les écoles et autres milieux jeunesse[61]

Recommandation 1
L'épinéphrine (adrénaline) est LE médicament qui doit être utilisé en premier pour le traitement d'urgence chez une personne souffrant d'une réaction allergique potentiellement fatale.

Recommandation 2
Les antihistaminiques ou les médicaments pour l'asthme ne doivent pas être utilisés comme premier traitement lors d'une réaction anaphylactique.

Recommandation 3
Toute personne ayant reçu une injection d'épinéphrine doit être immédiatement transportée à l'hôpital pour être examinée et mise en observation.

Recommandation 4
De l'épinéphrine supplémentaire devrait être disponible pour le transport à l'hôpital. On peut administrer une deuxième dose après de 10 à 15 minutes, ou avant, si les symptômes ne s'améliorent pas ou s'aggravent après la première injection.

Recommandation 5
À moins qu'elle ne vomisse ou n'éprouve de graves difficultés à respirer, la personne atteinte d'anaphylaxie devrait être couchée sur le dos lors d'un malaise ou de l'imminence d'un choc. Il ne faut pas tenter de la faire asseoir ou de la changer de position avant l'arrivée des ambulanciers.

Recommandation 6

Il ne faut pas s'attendre à ce qu'en cas de réaction anaphylactique une personne assume l'entière responsabilité de l'administration de son épinéphrine. Son état pourrait faire en sorte qu'elle ait besoin d'assistance pour s'injecter le médicament.

La gestion de l'anaphylaxie

Que ce soit au service de garde, dans une école ou dans une colonie de vacances que se trouve un enfant allergique, la gestion des allergies alimentaires est une responsabilité que doivent se partager les parents, les enfants, les intervenants en santé et la direction du milieu où évoluera ce dernier.

Responsabilités des parents des enfants à risque

Aviser les membres de la direction des allergies de son enfant. Fournir une preuve de diagnostic et une médication à jour ainsi qu'un plan de traitement. Le plan de traitement et la fiche d'identification devraient comprendre :

- Une photo récente de l'enfant.
- La liste des aliments à éviter.
- Les signes et symptômes que l'enfant pourrait présenter en cas de réaction allergique.
- Les étapes à suivre en cas de réaction selon les recommandations du médecin traitant.
- Les coordonnées de la personne à contacter en cas d'urgence.

Éduquer son enfant quant à la gestion de ses allergies alimentaires. Il faut lui apprendre à :

- Connaître les aliments à éviter et aliments permis.
- Lire les étiquettes.
- Reconnaître les symptômes de réaction allergique.
- Savoir quoi faire en cas de réaction.
- Savoir quand et comment utiliser l'auto-injecteur d'épinéphrine.

En cas de réaction allergique, il serait important de réviser les mesures de prévention et de traitement avec la direction, le personnel, le médecin et l'enfant si son âge le permet.

Lorsque notre enfant entre au secondaire, on éprouve un mélange de fierté, de joie et d'excitation, mais notre anxiété augmente proportionnellement. Voici quelques recommandations pour faciliter la transition :

- Pourquoi ne pas profiter de cette étape pour une réévaluation de l'état de santé de votre enfant ? Une visite chez l'allergologue pour un bilan allergique et le renforcement des stratégies de prévention seraient opportuns à cette période de développement. Si le message pour votre enfant provient d'une tierce personne, qui plus est, un professionnel de la santé, il court la chance d'être mieux assimilé.

- Encouragez votre enfant à toujours avoir son auto-injecteur avec lui et non dans son casier verrouillé.

- Si ce n'est déjà fait, procurez-lui un bracelet d'identification médicale de type MedicAlert®. Il existe des modèles plus « cool » destinés spécifiquement aux jeunes.

- Prévoyez une rencontre avec la direction, l'infirmière scolaire ou la personne responsable des soins de santé. Une stratégie de gestion de l'anaphylaxie, qui assure la sécurité mais qui respecte les besoins et les choix du jeune, doit être élaborée conjointement avec les responsables. Votre adolescent devrait donc participer à cette rencontre. Au début de l'année scolaire, tout le personnel doit être renseigné au sujet des élèves allergiques et formé pour réagir en cas d'urgence. À titre d'exemple, depuis le décès d'une jeune fille de 13 ans en 2003, l'école secondaire qu'elle fréquentait a institué une politique de gestion de l'anaphylaxie très rigoureuse. Chaque élève allergique est jumelé avec un autre élève qui connaît très bien l'anaphylaxie, les symptômes et son traitement, et qui saura demander de l'aide aux premiers signes de réaction allergique. Des photos de jeunes allergiques sont discrètement affichées à différents endroits stratégiques. Tous les employés, des enseignants aux chauffeurs d'autobus, ont reçu une formation sur l'anaphylaxie et sur l'utilisation des deux auto-injecteurs d'épinéphrine (EpiPen® et Twinject®). Des auto-injecteurs sont laissés dans un endroit central à l'école, et les professeurs font des contrôles-surprises sur les élèves allergiques afin de s'assurer qu'ils ont toujours leur auto-injecteur avec eux[62].

— Assurez-vous que le personnel du service alimentaire ou de la cantine comprend bien les risques de contamination des aliments et que du personnel qualifié est disponible et capable d'intervenir en cas de réaction.

— Des plans d'urgence pour l'anaphylaxie pour chaque enfant allergique aux aliments seront conservés dans les aires de préparation des aliments où le personnel pourra consulter l'information[63].

— Vu le profil des adolescents et les risques plus élevés de réactions graves dans cette tranche de la population, un auto-injecteur d'épinéphrine devrait être conservé dans la cantine des écoles. Il faut aussi prévoir l'accessibilité de ces auto-injecteurs de réserve et ne pas les mettre sous clé. En fin de journée, les bureaux sont souvent verrouillés alors que des élèves restent parfois à l'école après les cours pour des activités parascolaires.

— Soyez accueillants avec les copains de votre enfant afin d'apprendre à les connaître et enseignez-leur les rudiments des allergies alimentaires, de l'anaphylaxie, des symptômes qui y sont associés de même que la façon de traiter une réaction. Permettez-leur de se familiariser à l'utilisation de l'auto-injecteur d'épinéphrine au moyen d'un auto-injecteur de démonstration.

- Les jeunes sont pleins de ressources. En cas d'impasse, demandez leur avis. Ayez confiance en leur capacité de résoudre des problèmes et de faire face à leurs allergies alimentaires.

Responsabilités de l'enfant à risque selon son âge et sa maturité

- Ne jamais partager des aliments ou ustensiles avec des camarades.
- Connaître le contenu de tous les aliments qu'il consomme, et s'en abstenir dans le cas contraire.
- Aviser une personne en autorité en cas de contact accidentel avec un aliment contenant un allergène ou dès les premiers signes de réaction allergique.
- Toujours avoir son auto-injecteur d'épinéphrine avec soi et savoir l'utiliser (selon l'âge), et ne JAMAIS le conserver dans un casier verrouillé !
- Porter une pièce d'identification médicale (bracelet MedicAlert®) faisant état de la condition allergique.

Responsabilités des directions de services de garde, d'école, de camps de vacances

Travailler de concert avec les infirmières scolaires ou la personne responsable des problèmes de santé (voir Rôle des infirmières en milieu scolaire au Québec).

S'assurer de la mise en place d'un protocole général de gestion de l'anaphylaxie qui vise à développer un milieu sécuritaire.

Identifier les enfants à risque. S'assurer que chaque enfant allergique est connu et a son propre plan de traitement et sa fiche d'identification à jour.

Conserver les auto-injecteurs d'épinéphrine dans des endroits sécuritaires et faciles d'accès (dans la mesure du possible, ne pas les mettre sous clé). Certains milieux se procurent un auto-injecteur qu'ils conservent dans un endroit accessible à tous, pour les cas possibles où le dispositif d'un premier auto-injecteur fourni par un parent ne fonctionnerait pas, où une seconde dose devrait être administrée avant l'arrivée des ambulanciers ou pour une réaction grave et imprévue où la vie d'une personne est en jeu.

Former tout le personnel susceptible d'être en contact avec l'enfant allergique : membres de la direction, enseignants, éducateurs, personnel de soutien, remplaçants, etc. La formation devrait comprendre :

- Stratégies de prévention des réactions allergiques.
- Identification des allergènes dans les repas, dans le matériel éducationnel et artistique, et dans les récompenses.
- Reconnaissance des symptômes d'une réaction allergique, etc.
- Les techniques et la connaissance pratique de tous les modèles d'auto-injecteurs d'épinéphrine.

Prévoir des simulations de réactions allergiques (comme des simulations d'incendie) afin que le personnel soit entraîné à agir rapidement et efficacement.

Favoriser une politique d'ouverture afin de permettre à tous les enfants allergiques de participer à toutes les activités scolaires et parascolaires : activités d'Halloween, célébrations de Noël, anniversaires, etc.

Développer une politique d'encadrement des enfants allergiques en cas de sortie scolaire.

Prendre au sérieux la menace, le chantage ou le harcèlement en lien avec les allergies alimentaires et intervenir rapidement.

Stratégies préventives à mettre en place pour diminuer les risques de réactions allergiques

- Prévoir des zones « sans allergènes » pour les enfants allergiques.
- Circonscrire les endroits où l'on permet la consommation de nourriture.
- Ne pas permettre le partage de nourriture et d'ustensiles.
- Favoriser les célébrations d'anniversaires ou d'événements spéciaux en mettant l'accent sur des activités spéciales plutôt que sur la consommation de nourriture.

Rôle des infirmières scolaires au Québec

Au Québec, la gestion des allergies alimentaires représente une partie importante du travail des infirmières en milieu scolaire ou en service de garde. En effet, elles ont des responsabilités envers les jeunes présentant certains risques, un handicap physique, une déficience intellectuelle et ceux qui vivent des difficultés. Les jeunes vivant avec une allergie alimentaire font partie de cette clientèle à risque.

L'infirmière procède à l'évaluation, l'orientation des jeunes et veille à l'efficacité des interventions. Les infirmières doivent former les membres du personnel afin que ceux-ci puissent reconnaître les signes et symptômes, utiliser l'adrénaline et être autonomes en situation d'urgence[64]. Petit bémol, chaque infirmière assume la responsabilité de plusieurs écoles ou services de garde, ce qui limite sa présence dans chacun des établissements auxquels elle est assignée. Conséquemment, cela peut retarder la formation de tous les membres du personnel en début d'année. Il est donc de la responsabilité de la direction de s'assurer que son personnel reçoive cette formation dès la rentrée scolaire afin d'être en mesure de réagir efficacement et à tout moment à une situation urgente.

Autres points importants à considérer dans les milieux jeunesse

Le service alimentaire

Les responsables et employés des services alimentaires qui travaillent dans les écoles et autres milieux accueillant les enfants devraient recevoir une formation sur les allergies alimentaires et l'anaphylaxie. Dans les cantines scolaires, les aliments devraient être clairement identifiés. Les employés devraient connaître la composition des aliments servis et apprendre à manipuler les aliments de façon sécuritaire, c'est-à-dire maîtriser les principes de la contamination directe et croisée. Au Québec, depuis novembre 2008, la formation en hygiène et salubrité alimentaire est réglementée par le Ministère de l'Agriculture, des Pêcheries et de l'Alimentation (MAPAQ) et est obligatoire. Cette formation générale en hygiène et salubrité consacre une très petite partie de son contenu aux allergies alimentaires. On y parle de contamination directe et croisée ainsi que de l'étiquetage des aliments. Même si le règlement du MAPAQ exige que le gestionnaire de la cantine scolaire désigne une personne responsable du dossier de l'hygiène et de la salubrité, il ne garantit pas la présence sur place en tout temps d'une personne ayant reçu cette formation[65]. Il est donc important de vous assurer que le personnel du service alimentaire ou de la cantine comprend bien les risques de contamination des aliments et que du personnel qualifié est disponible et capable d'intervenir en cas de réaction. Si le milieu le permet, un auto-injecteur d'épinéphrine devrait être conservé à la cantine qui accueille des personnes souffrant d'allergies alimentaires. Cela est particulièrement recommandé dans les écoles secondaires où les jeunes peuvent oublier leur auto-injecteur dans leur casier.

Le nettoyage des tables et pupitres

Les parents et les employés des écoles et services accueillant des personnes allergiques s'interrogent souvent sur la meilleure façon d'éliminer les traces d'aliments sur les pupitres, les bureaux, les tables et les mains.

Une étude a tenté d'évaluer l'efficacité de produits de nettoyage pour éliminer des résidus de beurre d'arachide sur des tables. Les chercheurs ont conclu que les nettoyants d'usage courant, à l'exception de savons à vaisselle liquides, étaient efficaces pour minimiser les risques pour les individus allergiques.

Les savons à main liquides et en pains, de même que les lingettes humides, se sont montrés efficaces pour éliminer les résidus d'arachide sur les mains d'adultes tandis que l'eau seule et les désinfectants à main à base d'alcool n'ont pas réussi à les éliminer complètement[66]. Afin de maximiser l'efficacité de cette mesure préventive chez les plus jeunes, il serait judicieux de montrer aux enfants comment se laver correctement les mains.

Le transporteur scolaire

Au Québec, il n'existe aucune règle pour interdire la consommation de nourriture et de boisson dans les autobus scolaires. La plupart des commissions scolaires ont élaboré des politiques à cet égard, mais ces politiques demeurent des initiatives propres à chacune. Malgré toute la bonne volonté, il faut comprendre qu'une règle interdisant la consommation d'aliments et de boisson dans un autobus scolaire n'est pas toujours facile à faire respecter par un chauffeur occupé à conduire son véhicule. De plus, certaines circonstances particulières, comme de longues excursions scolaires, pourraient nécessiter la consommation de nourriture à bord des autobus. Si votre enfant est véhiculé par autobus scolaire, il serait bon de vous assurer que quelqu'un sera en mesure de lui porter secours pendant son transport en cas de besoin.

Les chauffeurs d'autobus devraient être avisés de ne pas offrir de nourriture aux enfants : récompenses, chocolat pour la Saint-Valentin, friandises d'Halloween, canne de bonbon pour le temps des fêtes, etc.

Bref, les allergies alimentaires affectent de plus en plus de jeunes, et les réactions surviennent souvent à des moments où l'on s'y attend le moins. La commission scolaire qui négocie l'octroi de contrat avec des fournisseurs de services comme les gestionnaires de cantines ou les transporteurs scolaires pourrait demander, dans ses appels d'offres, que les employés de ses fournisseurs de services qui auront à côtoyer les enfants reçoivent une formation sur l'anaphylaxie en même temps que leur formation en premiers soins. Ils devraient être en mesure de reconnaître les symptômes de réaction allergique et d'intervenir en cas de besoin.

Les célébrations, activités de bricolage et d'artisanat

La nourriture est omniprésente dans tous les milieux où évoluent les enfants : les cantines, les cours d'école et les classes. Elle peut agrémenter des célébrations et servir à des activités d'apprentissage et de création : un mélange de graines pour nourrir les oiseaux, des variétés de noix pour apprendre à calculer, des bonbons pour récompenser les efforts, des légumineuses pour des projets scientifiques, des cartons de lait vide, des coquilles d'œufs pour des activités de bricolage, etc. Plusieurs matériaux peuvent aussi contenir des allergènes alimentaires. À titre d'exemple, la pâte à modeler peut contenir du blé, certaines peintures à doigts peuvent contenir des blancs d'œufs, etc.

Les fêtes spéciales comme Noël, l'Halloween, Pâques entraînent des activités qui peuvent modifier la routine du milieu, augmentant ainsi les risques de contacts inopinés avec des allergènes insoupçonnés. Une étude américaine a démontré que 79 % des réactions aux arachides et aux noix dans le milieu scolaire sont survenues principalement dans les classes et avaient été provoquées par de la nourriture qui avait été introduite pour des projets spéciaux et des célébrations[67]. Il est donc essentiel que les programmes de gestion de l'anaphylaxie dans les milieux où évoluent les enfants à risque portent une attention particulière aux célébrations et aux activités spéciales.

Les sorties et excursions pédagogiques

Les sorties ou excursions pédagogiques font partie des programmes éducatifs et sont habituellement très appréciées des élèves et des enseignants. Elles entraînent cependant des modifications dans la routine quotidienne et peuvent représenter un risque accru de réaction allergique. Il faut donc assurer une planification minutieuse, surtout s'il y a un enfant allergique dans le groupe. Ainsi, certaines précautions devraient être prises, et il faut s'assurer que tous les adultes qui accompagnent le groupe sont au courant de toute situation médicale particulière des enfants.

Dans un premier temps, il faut identifier une seule personne qui aura la responsabilité de l'enfant allergique. Cette personne devrait s'assurer :

- Que l'autorisation parentale a été obtenue.
- Que la trousse d'urgence de l'enfant est complète et à jour : auto-injecteur d'épinéphrine, carte d'assurance-maladie, autorisation de traitement, etc.
- De transporter la trousse en tout temps.
- D'être en mesure de reconnaître les symptômes de réaction allergique et d'administrer le traitement approprié.
- Que l'enfant allergique est bien identifié (au moyen d'un macaron distinctif par exemple).

Il est habituellement recommandé de prévoir plus d'un auto-injecteur et de s'assurer que la destination est à une distance raisonnable d'un hôpital. Il est bon de se rappeler qu'au Québec les techniciens ambulanciers ou toute personne ayant suivi un cours de premiers soins accrédité sont maintenant autorisés à administrer l'épinéphrine au moyen d'un auto-injecteur.

Si de la nourriture est consommée durant l'excursion, les mesures préventives en vigueur habituellement devraient être appliquées afin de limiter les risques de contact inopiné avec des allergènes : lavage des mains, non-partage des aliments, nettoyage des tables, etc.

Les services de garde

Dans le dossier des services de garde à l'enfance, le Québec vit une situation assez unique en Amérique du Nord avec son réseau subventionné de Centres de la petite enfance (CPE). Ce réseau accueille et doit nourrir chaque jour plus de 200 000 enfants de 0 à 5 ans[68]. Si on évalue, de façon conservatrice, à 6 % la prévalence des allergies alimentaires dans cette tranche d'âge, force est d'admettre que plus de 12 000 petits Québécois allergiques fréquentent le réseau des services de garde québécois. Le réseau n'a donc d'autre choix que de s'adapter à cette situation. Pour corser le défi, et à la différence des écoles, les services de garde doivent en plus nourrir les enfants qui leur sont confiés. À la gestion des allergies alimentaires s'ajoute donc ici une dimension non négligeable où la collaboration parents-intervenants prend une importance capitale. Il est essentiel de bien définir les responsabilités de chacun et de s'assurer que la communication est efficace.

Comme la seule protection contre les réactions allergiques est l'évitement de tout contact avec l'allergène, le service de garde qui accueille l'enfant allergique doit mettre en place un protocole lui permettant de contrôler l'environnement de l'enfant : son aire de jeu, ses activités, son alimentation. À cet égard, un document intitulé Protocole et procédures – allergies et intolérances alimentaires en service de garde a été développé par le Regroupement des centres de la petite enfance de la Montérégie en collaboration avec l'Association québécoise des allergies alimentaires[69]. Ce document propose une série de procédures d'organisation et de prévention à mettre en place pour accueillir les enfants présentant des besoins alimentaires particuliers : l'identification de l'enfant, les routines lors des repas et collations, les communications et le partage des responsabilités entre les parents et la direction, les sorties et la gestion des médicaments.

L'entrée au service de garde

Lorsque l'enfant fréquente un service de garde, le parent doit travailler de concert avec les responsables du nouveau milieu de vie de son enfant afin de proposer des stratégies d'encadrement visant à assurer sa sécurité.

Voici quelques suggestions pour faciliter votre approche: Il est important de ne pas entreprendre de telles démarches si vous êtes encore sous le coup de l'émotion, si vous n'êtes pas encore parvenu à apprivoiser et à rationaliser vos craintes. Votre démarche perdra de sa crédibilité si vos exigences et vos demandes s'appuient sur une peur irrationnelle.

– Rationalisez vos craintes : dans un premier temps, dites-vous que la plupart des services de garde et des écoles ont déjà accueilli des enfants allergiques avant le vôtre et qu'il existe maintenant une foule de documents et de recommandations qui pourront vous appuyer dans votre approche.
– Informez-vous des mesures déjà en place pour encadrer un enfant allergique.
– Proposez une approche de collaboration plutôt que de vous présenter avec des exigences précises.
– Acceptez de reconnaître que certaines mesures en place ont été éprouvées. Proposez des améliorations au besoin.

Consultez un groupe d'entraide qui vous proposera une démarche et des outils ayant fait leurs preuves et munissez-vous de documents officiels développés par ces groupes d'entraide et des spécialistes. Une liste de ressources est proposée à la fin du livre.

Au Québec, le réseau des services de garde mis en place par le gouvernement est encadré par la Loi sur les services de garde à l'enfance, qui contient des articles visant à protéger les enfants et assurer leur sécurité[70].

– Les parents doivent fournir une fiche d'inscription contenant, outre les renseignements d'usage et les coordonnées de l'enfant, les dispositions à prendre en cas d'urgence et les renseignements sur la santé et sur l'alimentation de l'enfant qui requièrent une attention particulière, et, le cas échéant, les coordonnées de son médecin.

– Aucun médicament n'est administré à un enfant sans l'autorisation écrite du parent et d'un membre du Collège des médecins du Québec. Il est donc important de s'assurer de remplir la fiche d'identification de l'enfant, de signer l'autorisation de traitement en cas de réaction allergique et de fournir l'auto-injecteur d'épinéphrine avec la prescription médicale ou, à défaut, l'étiquette du pharmacien identifiant le médicament.

– Le prestataire de services de garde doit suivre les directives écrites du parent quant aux repas et collations à fournir à son enfant si celui-ci est astreint à une diète spéciale prescrite par un membre du Collège des médecins du Québec.

– Le prestataire de services doit s'assurer que les médicaments sont étiquetés clairement et entreposés dans un espace de rangement verrouillé, réservé à cette fin et hors de la portée des enfants. Toutefois, l'auto-injecteur d'épinéphrine n'a pas à être entreposé sous clé.

– La possibilité d'avoir un auto-injecteur dans la trousse de secours du service de garde sur l'avis d'un médecin fait l'objet d'une réflexion et d'une évaluation. Comme la petite enfance est une période propice au développement de nouvelles allergies alimentaires et qu'on ne peut jamais prévoir le moment où une allergie pourrait se manifester, il serait intéressant pour le service de garde de posséder un ou plusieurs auto-injecteurs dans sa trousse générale de premiers soins.

L'encadrement durant les collations et repas en service de garde

Dans le but de faciliter la gestion des allergènes dans les milieux de garde, il y a quelques grands principes à respecter[71] :

- L'introduction des nouveaux aliments chez les nourrissons devrait être préférablement faite à la maison, par le parent.

- Toute la nourriture servie aux enfants devrait être préparée par le service de garde et, à moins de situations exceptionnelles ayant préalablement reçue l'approbation de la direction, aucune nourriture en provenance de l'extérieur ne devrait être acceptée, incluant les gâteaux d'anniversaire.

- De la vaisselle ou des ustensiles de couleur devront être assignés à l'enfant allergique.

- Une personne désignée devrait avoir la responsabilité de fournir la nourriture à l'enfant allergique.

- Les enfants allergiques devraient être servis en premier.

- Tous les enfants (mains, bouches, vêtements), les comptoirs, les tables, les chaises et les planchers devraient être nettoyés avant de retirer l'enfant allergique de sa place.

Les camps de vacances

La décision d'inscrire un enfant dans un camp de vacances n'est pas toujours facile pour des parents. Ça l'est encore moins lorsque notre enfant présente un problème de santé. Que ce soit du diabète, de l'asthme ou une allergie alimentaire, confier son rejeton à des étrangers pour plusieurs jours, qui assureront en prime la gestion des repas, ça suscite, avec raison, certaines inquiétudes ! Le choix du camp prend donc une importance particulière. Les parents devraient être en mesure de discuter des besoins particuliers de l'enfant avec les responsables du camp avant de procéder à son inscription.

La gestion des allergies alimentaires dans des camps de vacances est similaire à celle dans les écoles ou dans les services de garde. Des mesures bien précises devraient donc être en place pour accueillir les enfants allergiques en toute sécurité. Tous les membres du personnel devraient être informés des besoins particuliers des enfants et devraient recevoir une formation pour reconnaître une réaction anaphylactique et pour savoir la traiter. Un plan général de gestion de l'anaphylaxie devrait être instauré par les administrateurs du camp et un plan d'action personnalisé, incluant une fiche d'identification avec photo, devrait accompagner chaque enfant allergique à son arrivée au camp. Idéalement, le camp devrait avoir une infirmière ou un médecin travaillant à temps plein et ayant un accès rapide à un service de santé.

Questions à poser lorsqu'on doit choisir un camp de vacances pour notre enfant[72] :

Intérêt général
- Y a-t-il un service de santé et du personnel médical qualifié sur place ?

- Quelle est la procédure en cas de réaction allergique ?

- Comment se fait la gestion des auto-injecteurs ? À quel endroit et dans quelles conditions sont-ils conservés ?

- L'enfant est-il autorisé à transporter son auto-injecteur avec lui en tout temps ?

- Est-ce que tous les membres du personnel sont avisés des allergies des enfants et formés pour intervenir en cas d'urgence : sauveteurs, chauffeurs, personnel de la cuisine, moniteurs, etc. ?

Les repas

— Est-ce que le personnel a reçu une formation sur les allergies alimentaires et l'anaphylaxie ?

— Qui est responsable du choix des menus et de la gestion des allergènes à la cuisine ?

— Le personnel des cuisines est-il bien renseigné sur les risques de contamination directe et croisée ?

— Si la nourriture est servie sous forme de buffet, permet-on aux enfants allergiques de se servir en premier pour éviter la contamination des plats et des ustensiles de service ?

— Permet-on que de la nourriture spéciale soit fournie pour l'enfant allergique ? Si c'est le cas, où et comment la nourriture est-elle entreposée ? Les parents devraient s'assurer que la nourriture est bien identifiée au nom de l'enfant.

— Utilise-t-on des aliments pour les activités de bricolage et d'artisanat ?

Les excursions

— Quelle est la procédure de gestion des allergies pour les excursions d'une journée ou plus ? Le groupe a-t-il un cellulaire en cas d'urgence ?

— A-t-on prévu une quantité suffisante de médicaments pour traiter une réaction allergique ?

Halloween et allergies alimentaires

L'Halloween est probablement la seule fête pour enfants où l'accent est mis principalement sur les aliments : les bonbons et friandises y occupent en effet une place prédominante. Or, les bonbons et les friandises peuvent aussi contenir des allergènes alimentaires : soya, blé, maïs, produits laitiers, noix, arachides, œufs, etc. Les enfants ayant des allergies alimentaires peuvent donc être exposés à une foule d'allergènes.

Doit-on permettre à un enfant allergique de passer l'Halloween ?

Bien que les activités associées à l'Halloween puissent exposer les enfants allergiques à une foule d'aliments pouvant représenter un danger pour eux, ils ne doivent pas se sentir isolés à cause de leur allergie. Diverses stratégies peuvent être mises en place pour leur permettre de profiter de cette fête[73].

Avant de faire la cueillette de friandises

- Prendre un bon repas. La tentation de consommer des bonbons pourrait être moins grande avec un estomac plein.

- Identifier, à l'aide de photos (dans les circulaires) ou au supermarché, les friandises qui ne posent pas de risques pour l'enfant afin que l'enfant puisse les reconnaître.

- Demander à l'enfant de ne pas consommer de bonbons avant qu'ils aient été vérifiés par un parent ou une personne de confiance. Identifier les personnes susceptibles de procéder à cette vérification.

- Transporter l'auto-injecteur d'épinéphrine en tout temps.

- Porter une identification médicale de type MedicAlert® en tout temps.

Au retour
- Trier les friandises tout de suite après la cueillette et écarter toute friandise dangereuse : les bonbons sans l'emballage original, les bonbons sans liste d'ingrédients, les bonbons inconnus, etc.

- Avec les friandises mises de côté, on peut alors procéder à un échange avec les frères, sœurs ou amis. On peut choisir de vendre nos bonbons en échange de pièces de monnaie qui iront garnir les coffres d'un organisme caritatif de notre choix ou qui serviront à payer la bicyclette de nos rêves, etc. La créativité n'a pas de limites. L'important est que l'enfant trouve un réel plaisir à cette fête et ne sente pas privé à cause de ses allergies.

Changer de perspective

Pourquoi ne pas mettre l'accent sur les costumes et la fête plutôt que sur les friandises ? Des parents ont organisé une soirée d'Halloween avec activités ludiques : décoration de citrouilles, histoires effrayantes, concours de déguisements, et ils ont offert des friandises spéciales à tous les enfants présents. Ils ont pris soin d'inviter les amis à venir après la cueillette de bonbons pour assurer une présence d'un maximum d'amis. La maman d'une enfant ayant de multiples allergies alimentaires avait déjà pris le soin de cuisiner des friandises, de les identifier au nom de son enfant et de les distribuer à tous les voisins du quartier. L'enfant a ainsi pu faire la cueillette de bonbons avec ses amis du voisinage.

Attention au maquillage d'Halloween

La présence possible d'allergènes dans les cosmétiques peut représenter certains risques pour les personnes allergiques. Il faut donc être extrêmement prudent lorsqu'on utilise des produits de maquillage. Il faut prendre le temps de bien s'informer quant à leur composition et de bien lire la liste des ingrédients avant de les appliquer sur un enfant allergique.

3. L'ADOLESCENCE
ET LES ALLERGIES ALIMENTAIRES

Salut, mon grand.

Tu dois te demander pourquoi je t'écris... Nous venons d'avoir, tous les deux, une bonne discussion sur un sujet très sérieux et, pourtant, il reste plein de questions et d'inquiétudes dans ma tête.

Tu as 13 ans et, depuis l'âge de 5 mois, tu as une allergie sévère à trois protéines présentes dans les produits laitiers. Aucun dérivé des produits laitiers dans ton alimentation, avertissement à la garderie, lecture attentive des étiquettes à l'épicerie, prudence au restaurant, chez grand-maman, dans les fêtes d'amis, avec la parenté, lors des événements sportifs, à l'école et en vacances à l'extérieur. Les tests cutanés chez l'allergologue sont toujours positifs. Notre devise depuis près de 13 ans : « Y a toujours moyen de moyenner. » Pas toujours facile, n'est-ce pas, d'aller à une fête et de ne pas manger le gâteau, de refuser du lait chocolaté pendant un échange de cadeaux, de regarder son frère et sa sœur savourer un brownie couronné d'une boule de crème glacée géante ? Tu es depuis très longtemps d'une maturité étonnante qui me surprend tous les jours. On trouve une solution, on apporte un lunch, on savoure une superbe salade de fruits ou on attend le dessert sécuritaire cuisiné à la maison.

Un ado, ça sort (souvent sans ses parents !) et il aura bientôt une copine qu'il sera tentant d'embrasser éventuellement (ou est-ce que c'est déjà fait ?) Il faudra que tu saches ce qu'elle a mangé récemment avant de te laisser tenter... et même avant, il faudra que tu lui expliques ton allergie et qu'elle soit compréhensive.

Je m'inquiète ? Oui et non. Non, parce que tu as une belle assurance et que tu sembles bien assumer cette restriction omniprésente dans ta vie. Je te vois partir tous les matins avec ta ceinture et ton auto-injecteur autour de la taille, je te vois refuser certains aliments dont tu ne connais pas la provenance et je vois tes amis qui sont au courant et qui te taquinent gentiment. Non, parce que tu as rencontré jusqu'à maintenant beaucoup de gens compréhensifs : au service de garde de l'école où l'épluchette de blé d'Inde a été agrémentée de margarine (sans produits laitiers) et où le beurre a été banni pour que tu puisses y participer; chez les parents de tes amis qui m'ont appelée pour connaître ma recette afin que tu puisses déguster le gâteau d'anniversaire de ton meilleur ami, toi aussi. Non, parce que je travaille avec plusieurs bénévoles pour sensibiliser les gens aux allergies alimentaires et que mon implication et celle d'autres parents ont permis d'aider plein de gens comme nous.

Oui, parce qu'il y a encore beaucoup d'ignorance. Je m'inquiète pour les ados qui pourraient être tentés d'utiliser ton allergie pour t'intimider, pour la fois où tu tairas ton allergie par peur de l'effet que cela pourrait avoir sur des amis et sur des filles, pour la fois où tu laisseras ton auto-injecteur d'épinéphrine à la maison de peur que les autres ne le remarque ou parce qu'il t'embarrassera. Je m'inquiète pour la fois où tu auras une réaction allergique et que tu t'isoleras au lieu de demander de l'aide. Vas-tu vraiment réagir comme ça quand tu sortiras sans nous pour surveiller la nourriture et les amis? Honnêtement, je pense que non. J'aime le jeune homme que tu deviens. Tu es ouvert, on discute beaucoup, tu es un ado heureux. Nous t'avons donné, ton père et moi, des outils pour faire face à la vie en général, mais aussi pour faire face à ton allergie.

Est-ce que le coffre est complet? Avons-nous paré à toute éventualité? Probablement pas, et j'essaie de t'imaginer en train de demander à ta « blonde » d'aller se brosser les dents avant de l'embrasser...

Tu sais, Antoine, je suis très fière de toi. Je suis fière que tu fasses attention à toi et que tu te fasses respecter. Tu grandis bien...

Maman

L'adolescence correspond à une période de grands bouleversements sur les plans physiologique, social et psychologique. La puberté s'installe, le corps se transforme, les amis prennent une grande importance, la pensée abstraite se développe et les valeurs se précisent. C'est la période où le jeune remet en question l'autorité parentale, où il se détache du noyau familial pour forger sa propre identité. C'est aussi l'âge où le sentiment d'invincibilité et d'invulnérabilité, le manque d'expérience et de jugement peuvent pousser l'adolescent à courir des risques pouvant compromettre sa sécurité.

Pour un adolescent, souffrir d'allergie alimentaire ajoute à la complexité de cette étape de vie. Non seulement il aura à vivre les grands bouleversements inhérents à cette période de développement déjà chargée, mais il devra en plus composer lui-même avec la gestion d'un problème de santé qui laisse peu de place à l'erreur. Il devra trouver une façon de concilier expérimentation et prudence.

L'allergie alimentaire peut affecter les jeunes de plusieurs façons : certains se sentent différents et cela affecte leur vie sociale et leurs relations interpersonnelles; certains se sentent vulnérables; d'autres se font taquiner, menacer; les restrictions alimentaires les ennuient; les symptômes sont désagréables, etc. Ces sentiments négatifs peuvent mener à du ressentiment et à du déni, contribuant ainsi à augmenter les risques de réactions allergiques[74].

Des parents d'enfants allergiques interrogés à ce sujet ont avoué que, même si voir leur enfant prendre de plus en plus de contrôle sur sa propre vie pouvait être une source d'anxiété pour eux, ils étaient d'avis que cette transition était nécessaire et normale à cette étape de leur développement[75]. D'autres parents ont plus de difficulté à accepter de voir leur adolescent devenir autonome. Une maman paniquée a un jour demandé de l'aide, car son garçon de 17 ans qui n'avait jamais mangé à l'extérieur de la maison (!) voulait à tout prix fréquenter un camp de vacances !

Soyez réaliste

Il est important pour les parents de trouver l'équilibre entre l'étroite supervision parentale et l'augmentation graduelle, par l'adolescent, de sa propre prise en charge. Si vous le surprotégez, vous risquez de lui envoyer le message que vous le croyez incapable d'assumer ses responsabilités. Le rôle de superviseur et de gardien exercé par le parent pendant toute la période de l'enfance doit donc tranquillement céder la place au rôle de conseiller. L'adolescent aura, bien entendu, besoin de soutien, d'un encadrement plus souple et d'encouragement pour affronter cette période. Notre but en tant que parents sera donc de le guider vers l'autonomie en lui enseignant à s'assumer et à faire ses propres choix en fonction des risques, de la pression des amis et des différentes activités sociales, à choisir et cuisiner ses propres aliments, et à être capable de bien répondre en cas de réaction. Les parents devront apprendre à faire confiance à leur ado, à faire preuve de souplesse et d'indulgence et, surtout, à accepter qu'il y ait des erreurs. Car il y en aura !

Des études américaines ont mis en évidence que les réactions allergiques fatales surviennent le plus souvent chez les adolescents et les jeunes adultes[76]. Plusieurs facteurs expliqueraient pourquoi les réactions allergiques sont plus fréquentes chez les adolescents[77].

Formation insuffisante et évaluation du risque

L'enfant qui n'a pas appris progressivement à se prendre en charge court plus de risques que celui qu'on a habitué à réfléchir et à décider. Comprenant qu'elle ne pourrait jamais contrôler tous les risques pour son enfant et qu'elle ne serait pas toujours présente, une maman a décidé d'exercer son contrôle sur les connaissances de son enfant. Elle voulait que son enfant apprenne à maîtriser son environnement afin d'être en mesure de mieux se protéger[78]. Cela est compatible avec les propositions d'interventions suggérées par un groupe d'auteurs qui met l'éducation au premier plan de leur stratégie de gestion des allergies[79].

Stress associé aux changements

Les sentiments propres à l'adolescence, tels que le besoin de contester les règles et le besoin de s'identifier à ses amis, pourraient pousser l'adolescent à adopter certains comportements à risque, comme ne pas toujours traîner son auto-injecteur, commander un repas sans vérifier s'il peut contenir l'allergène à éviter.

Augmentation des situations à risque

L'adolescent allergique doit en plus faire face à un problème qui demande une vigilance accrue. L'adolescence est chargée de nouvelles expériences qui, pour la plupart, se vivent à l'écart de la famille : l'arrivée au secondaire, un voyage parascolaire, les premières sorties sans les parents, une soirée avec un nouveau cercle d'amis, la consommation d'alcool lors d'une soirée bien arrosée, les premiers baisers et la découverte de la sexualité sont autant de situations qui exposent l'adolescent à de nouvelles expériences et, par conséquent, à de nouveaux risques.

Délai entre le relâchement de la supervision parentale et l'habileté de l'adolescent à se prendre en charge

Lorsque à l'adolescence le jeune se détache du noyau familial, il se retrouve rapidement dans un encadrement plus souple où il sera appelé à assurer sa propre protection, à faire des choix et à prendre ses propres décisions. Comme il n'a pas atteint sa pleine maturité, le jugement peut en être affecté, ce qui peut mener à un comportement complètement irrationnel chez un adolescent pourtant fiable et responsable. Il semblerait que le centre de décision situé dans le cortex cérébral n'atteindrait sa pleine maturité qu'à 25 ans[80]. L'histoire suivante illustre parfaitement ce propos. Jonathan, allergique aux produits laitiers depuis sa plus tendre enfance, un jeune homme sérieux et responsable qui vient de terminer son baccalauréat en physique, avait 18 ans, en 2004, lorsqu'il a décidé d'aller dans un bar avec son copain. En jeunes gens responsables, ils ont pris l'autobus, sachant qu'ils allaient consommer de l'alcool durant la soirée. Voici le récit de cette soirée qui aurait pu tourner au cauchemar. « Dans l'autobus qui nous menait au centre-ville, j'ai réalisé que j'avais oublié mes médicaments contre les allergies. J'en ai fait part à mon ami qui m'a offert de retourner les chercher. J'ai dit non parce que je savais que nous avions tous les deux très hâte de nous rendre et parce que je me disais que je ne boirais rien avec du lait. Nous arrivons au club et nous commandons pas mal de « shooters » au bar, avant d'aller danser. Tout va bien, nous nous amusons beaucoup et la soirée est très plaisante. Ensuite, mon ami s'aperçoit qu'il connaît une des barmaids. Il vient me chercher en me disant qu'elle va nous préparer des boissons gratuites. Nous sautons sur l'occasion et, évidemment, avant de boire ce cocktail que je ne connaissais pas, je demande à la barmaid de quoi il est fait. Elle me répond plusieurs trucs dont un que je perçois, à travers la musique qui est très forte, comme étant du « Banana Juice ». Tout de suite après avoir bu mon verre, je comprends pour la première fois ce que le terme « crémeux » signifie ! Je me dis immédiatement que quelque chose ne va pas et que j'ai peut-être pris du lait. Je demande donc à un autre barman ce qui compose le cocktail que je viens de prendre et il me répond que c'est du Bailey's ! [...] Une fois rendu à l'urgence, je me souviens des premiers moments où le personnel médical était autour de moi, puis d'un moment où je voyais les lèvres du médecin bouger, mais je n'entendais rien. Peu après, je suis tombé dans les pommes. Je me suis réveillé quelques heures plus tard et je m'en suis heureusement sorti. Depuis cette expérience, je m'en tiens à la bière et aux « shooters » de vodka. Je ne prendrai plus jamais de cocktail dans des bars, je ne ferai plus confiance aux barmen. Je ne sors plus jamais sans mes médicaments, mais, si jamais je les oublie, je ne boirai que de la bière. »

Diagnostic d'allergie tardif

Un enfant qui a appris très tôt à vivre avec des allergies alimentaires devrait avoir été entraîné à poser des questions en allant au restaurant, à avoir son auto-injecteur avec lui en tout temps, à expliquer sa condition à ses amis, etc. Lorsqu'un diagnostic d'allergie n'est confirmé qu'à l'adolescence, il peut être très difficile de demander au jeune d'adopter tout d'un coup des comportements préventifs et de développer la discipline qu'exige son nouvel état. Louise évoque le comportement de son fils Mathieu qui a appris, à 15 ans, qu'il souffrait d'allergie à la crevette. « Il se comporte comme s'il n'arrivait pas à comprendre le sérieux de sa condition. Mathieu refuse de transporter son auto-injecteur d'épinéphrine avec lui. Il le laisse dans son casier à l'école. Il m'a interdit d'en parler à ses amis. Lorsqu'on mange ensemble au restaurant, il ne pose aucune question, il tient pour acquis que les mets qu'il choisit sont sécuritaires. Je ne sais plus quoi faire ! »

Il faut admettre que certains jeunes allergiques traverseront leur adolescence avec aisance et facilité alors que d'autres en profiteront pour tester leurs limites et expérimenter toutes sortes de choses. Si, au surplus, un jeune ne se souvient pas de sa dernière réaction allergique et des symptômes qui l'accompagnaient, il pourrait avoir tendance à nier et banaliser sa condition, et négliger d'en tenir compte dans ses décisions. Le sentiment d'invincibilité propre à l'adolescence sera d'autant plus fort[81].

Ce passage obligé à travers l'adolescence pourrait être, pour certains parents, d'une facilité déconcertante alors que, pour d'autres, angoisses et inquiétudes seront au rendez-vous. Pour des parents qui, année après année, ont tout prévu et contrôlé, qui ont fourni gâteaux, collations et repas sans allergène pour les fêtes d'enfants, les activités scolaires et sportives, il peut être extrêmement difficile de transférer ces responsabilités à son enfant qui vieillit, surtout si celui-ci fait preuve d'immaturité et vit dans le déni.

Les allergies alimentaires ne doivent surtout pas servir d'excuse pour restreindre les activités des adolescents. Les sources de conflit n'en seront que plus nombreuses. Plus l'enfant aura été encouragé à devenir indépendant, plus cette transition en sera facilitée. Une autre maman témoigne d'un conseil reçu de son pédiatre lorsque son fils avait quatre ans : « Très tôt, notre instinct de parent nous pousse à contrôler l'environnement de notre enfant afin d'assurer sa sécurité. Or, lorsqu'il a trois ou quatre ans, on ne pense pas que très bientôt, plus tôt qu'on ne le croit, il devra assumer lui-même cette responsabilité et que, si on n'y est pas préparé, on paniquera chaque fois qu'il s'éloignera. Au lieu de penser à « si » une réaction survient, on devrait plutôt l'éduquer en pensant à « quand » la réaction surviendra, afin que notre enfant soit préparé à y faire face. »

Bref, l'adolescence, ça se prépare dès l'enfance !

Voici quelques suggestions qui peuvent faciliter le passage harmonieux de votre adolescent vers l'autonomie.

- Commencez l'enseignement le plus tôt possible.

- L'adolescence est la période où l'importance de l'image corporelle et le besoin d'identification aux pairs sont difficilement conciliables avec le port d'un auto-injecteur d'épinéphrine. Dans une étude, parmi les 174 jeunes qui signalaient des symptômes d'anaphylaxie, plus du tiers d'entre eux n'avaient pas leur auto-injecteur d'épinéphrine lors de leur dernière réaction[82]. Les adolescents ont dit transporter leur auto-injecteur seulement lors de certaines activités bien particulières plutôt qu'en tout temps. Les activités sociales avec les amis et les diktats de la mode influençaient négativement le port de l'auto-injecteur. On a tous entendu l'histoire d'adolescentes qui laissent leur médication à la maison un soir de danse parce qu'un auto-injecteur est difficile à camoufler avec des vêtements bien ajustés ! Encouragez votre enfant à apporter son auto-injecteur avec lui le plus tôt et le plus régulièrement possible. Soyez constant. Si vous oubliez l'auto-injecteur à la maison lors d'une sortie, retournez le chercher sinon votre message sera discrédité. Les parents sont les mieux placés pour savoir à quel moment ils peuvent commencer à faire confiance à leur enfant. La complicité des directions d'école, à cet égard, est très importante.

– Apprenez-lui très tôt à décoder une étiquette, à reconnaître les mots-clés, à faire des choix éclairés.

– Enseignez-lui à poser les bonnes questions. Au restaurant, par exemple, demandez-lui d'interroger le serveur pendant que vous le supervisez. En sachant comment il se comporte, vous pourrez toujours rectifier gentiment le tir et il vous sera plus facile de lui faire confiance. Votre anxiété sera moins grande lorsque, plus tard, vous le verrez partir seul avec ses amis.

– Certains adolescents hésiteront à dévoiler leurs allergies à leurs amis de peur de se démarquer[83]. Or, leur état ne doit pas rester secret. Encouragez très tôt votre enfant à éduquer ses copains quant aux allergies alimentaires, aux symptômes et aux mesures à prendre en cas de réaction afin que ces derniers soient capables d'intervenir adéquatement au besoin[84]. Les amis de votre ado pourraient devenir vos meilleurs alliés. L'exemple d'une jeune Québécoise de 16 ans, dont l'histoire a fait le tour de la planète, a mis en évidence cette triste réalité. On a longtemps cru que la jeune fille allergique à l'arachide était décédée après avoir embrassé son ami qui avait mangé du beurre d'arachide quelques heures auparavant. Le rapport du coroner a plutôt confirmé qu'elle était décédée des suites d'une crise d'asthme aiguë. Cette triste histoire a toutefois démontré le fait que l'ami ignorait que sa copine avait des allergies alimentaires. C'est pourquoi le coroner a, dans son rapport final, fait la constatation suivante : « [...] aucun des jeunes qui étaient avec [la jeune femme] ce soir-là ne savait que la jeune femme était allergique aux arachides et qu'elle possédait un EpiPen®. En effet, selon les spécialistes, les adolescents sont les personnes les plus à risque de réactions allergiques graves, car ils se sentent invincibles et résistent à se différencier de leurs pairs. Ils refusent souvent de porter un bracelet d'identification médicale, d'avertir leurs amis et même de transporter leur auto-injecteur d'épinéphrine. Le coroner souhaite donc que les ministères de l'Éducation, du Loisir et du Sport, et de la Santé et des Services sociaux élaborent un programme de sensibilisation et de prévention concernant les allergies alimentaires chez les jeunes.[85] »

— Récompensez ses bonnes décisions, évitez de le culpabiliser et soyez indulgent. Si vous visez la perfection, vous serez inévitablement déçu. Faites en sorte que le sujet des allergies ne devienne pas un motif de discorde entre vous et votre jeune. Stéphane, qui a toujours eu un comportement responsable et exemplaire face à la gestion de ses allergies, a soudainement cessé de toujours porter son auto-injecteur vers 14 ans parce qu'il le trouvait encombrant. On lui a fait comprendre qu'il devait le porter et que, si la ceinture spécialement conçue pour cela devenait trop encombrante pour les types d'activités qu'il pratiquait, on trouverait une autre solution. Le but visé n'est pas de porter une ceinture, mais d'avoir son auto-injecteur avec lui en tout temps. Une poche de son pantalon pouvait remplir la même fonction. Traîner l'auto-injecteur est non négociable. La façon de le faire peut l'être.

— Si votre enfant vous demande une permission, avant de lui répondre par la négative, interrogez-vous. Si la raison est directement liée au fait qu'il a des allergies alimentaires, il faudrait peut-être revoir votre décision.

Et la sexualité dans tout ça ?

Les terrains de jeu et les cours d'école sont des endroits ayant un rôle étonnant dans l'apprentissage de nos enfants : ils y apprennent à gérer des conflits, à faire des compromis, ils y découvrent les dernières tendances musicales, la mode dernier cri, et l'on y discute de sexualité, de drogues, etc. Il est toujours surprenant pour un parent de découvrir que notre enfant de 11 ou 12 ans connaît beaucoup plus de choses qu'on ne le croit.

Un jeune allergique devrait être préparé à discuter des sujets comme les premiers baisers, les premières expériences sexuelles avant cette période de transition entre le primaire et le secondaire. Avant de s'engager dans une relation physique intime avec un ou une partenaire, le jeune devrait être en mesure de déterminer les risques et de mentionner ses allergies alimentaires. Il a en effet été démontré qu'un baiser intime pouvait provoquer une réaction allergique[86].

De nombreuses anecdotes à ce sujet ont été rapportées dans la littérature. Pour Sylvie, la mère de Marie-Pier, le fait d'imaginer sa fille allergique fréquenter un garçon et l'embrasser était aussi terrifiant que le premier jour où elle l'a confiée à des éducatrices au service de garde. « Ma fille devra aviser son copain qu'elle a des allergies alimentaires avant de l'embrasser. J'imagine déjà l'embarras. L'arrêter en pleine action pour lui demander s'il a mangé des produits laitiers ou courir le risque de se retrouver à l'hôpital ? »

Souvent, les parents voient les choses sous un angle beaucoup plus complexe et dramatique que leurs enfants. Ainsi, des ados ont proposé des stratégies pour se préparer à ces moments :

1. Demandez à un ami si vous pouvez partager un soda. Mais avant de boire à la même paille, demandez-lui s'il a mangé l'aliment auquel vous êtes allergique, et montrez-lui votre auto-injecteur.

2. Soyez transparent avec tous vos amis. N'en faites pas un secret. Si vous parlez ouvertement de vos allergies, votre amoureux ou amoureuse l'apprendra sûrement avant que vous vous embrassiez pour la première fois.

3. N'attendez pas le premier baiser pour aviser votre amoureux ou amoureuse. Prenez les devants avec la personne qui vous intéresse. Si elle tient à vous, elle comprendra

et voudra tout savoir pour assurer votre sécurité. Comme le mentionnait une jeune femme : « Les hommes sont prêts à laisser tomber beaucoup de choses pour pouvoir embrasser quelqu'un ! »

**La fameuse étude sur les baisers
et les allergies alimentaires**

Une étude, publiée en 2006, visait à déterminer combien de temps l'arachide pouvait rester présente dans la salive après avoir été consommée.

On a demandé à 10 personnes de manger un sandwich contenant 2 cuillerées à soupe de beurre d'arachide. Des échantillons de salive ont été récoltés à différents intervalles, y compris une fois que les participants eurent rincé leur bouche et brossé leurs dents.

Les résultats ont démontré que, immédiatement après avoir mangé leur sandwich, les participants, qu'ils se soient ou non rincé la bouche, ou brossé les dents avaient TOUS des traces détectables d'arachide dans leur bouche.

Une heure après avoir consommé leur sandwich, on ne pouvait détecter de traces d'arachide dans la bouche de six personnes sur sept. Quatre heures et demie après avoir consommé leur sandwich, l'arachide était indétectable chez tous les participants.

Ces résultats ont confirmé aux chercheurs que, après plusieurs heures suivant la consommation d'arachide (ou de produits dérivés), l'allergène serait indétectable chez la majorité de la population. Ils recommandent donc aux personnes qui consommeraient des allergènes de se brosser les dents, d'attendre au moins quelques heures et de manger d'autres aliments avant d'embrasser une personne qui est allergique[87].

L'intimidation avec les aliments

Cela peut paraître invraisemblable, mais c'est pourtant arrivé. Un jeune garçon de 13 ans, allergique à l'arachide, a déjà été terrorisé par ses camarades de classe. On menaçait de lui faire manger des arachides « juste pour voir s'il était réellement allergique ». Le jeune a rapporté l'incident à ses parents qui ont immédiatement avisé la direction de l'école. Malheureusement, cette menace n'a pas été prise au sérieux et la direction a tardé à intervenir. Le jeune s'est donc retrouvé un jour avec des arachides dans son casier.

Les sites Internet et les blogues regorgent d'exemples de ce genre où des élèves à risque de réaction allergique pouvant mettre leur vie en danger ont été l'objet de menaces de la part d'autres élèves. Les jeunes qui sont affligés d'allergies alimentaires doivent pouvoir compter sur le soutien et l'aide de leurs amis, de même que sur le soutien du personnel scolaire.

Ils doivent être en mesure de résister à la pression de leurs camarades et demander de l'aide si ces derniers se moquent d'eux ou s'ils cherchent à les intimider à cause de leurs allergies alimentaires. Toute menace en provenance des pairs doit être prise au sérieux, traitée rapidement et ne pas être tolérée de la part des autorités.

4. VOYAGER AVEC DES ALLERGIES ALIMENTAIRES

Planifier un voyage demande beaucoup de préparation. Lorsqu'au surplus on doit composer avec des allergies alimentaires, de nombreuses variables s'ajoutent et ne doivent pas être négligées. La destination choisie a évidemment un impact sur la planification. Un voyage dans son pays, où les règles d'étiquetage des aliments ne changent pas, où les ressources médicales et le fonctionnement du système de santé sont familiers, n'exigera pas autant de planification qu'un voyage à l'étranger.

Lorsqu'on doit composer avec des allergies alimentaires et que l'on choisit une destination internationale, on doit se familiariser avec une langue étrangère, une nouvelle réglementation sur l'étiquetage des aliments, des règles douanières et un nouveau système de santé. Il faut donc poser beaucoup de questions, faire des recherches, se trouver de nouvelles ressources et de nouveaux repères, bref, prévoir l'imprévisible. Non seulement exigeante, cette tâche est possible, et la diversité des choix qui s'offrent à nous va influencer la planification. Ce chapitre vous propose quelques pistes pour vous aider dans votre préparation.

La location d'un appartement

La location d'un appartement avec dînette où l'on préparera les repas est certainement une solution à privilégier par les personnes allergiques. L'approvisionnement en aliments peut se faire avant le départ ou à destination.

Si vous décidez d'acheter vos denrées alimentaires avant votre départ et de les apporter avec vous, informez-vous des règles douanières en vigueur dans le pays que vous comptez visiter. À titre d'exemple, les viandes et les produits végétaux en provenance d'un autre pays ne sont pas admis aux États-Unis. Toutefois, les aliments transformés, sous vide (en conserve, en bocal), sont autorisés.

Si vous comptez vous approvisionner dans le pays de destination, informez-vous des règles régissant l'étiquetage des aliments dans le pays visité et munissez-vous de la traduction, dans la langue du pays, des mots-clés associés à l'allergène que vous devez éviter.

Les formules « tout compris » et la croisière

Deux autres formules de voyage expérimentées par plusieurs familles ayant à composer avec des allergies alimentaires est la formule « tout compris » ou la croisière. Dans les deux cas, il est recommandé de communiquer directement avec la personne responsable du service alimentaire en évitant les inter-médiaires, afin de l'aviser de votre arrivée et de vos restrictions alimentaires. Un rappel quelques jours avant le départ, par télé-copieur ou par courriel, est toujours conseillé. La plupart des or-ganisations offrent une excellente collaboration. Si vous avez le sentiment que votre requête n'est pas prise au sérieux, n'hésitez pas à revoir votre choix.

Il faut savoir que la plupart de ces formules proposent des buffets. Or, comme les risques de contamination provoqués par le nombre élevé de manipulateurs d'aliments et par le mélange des ustensiles de service sont très élevés avec les buffets, vous pouvez demander qu'on vous prépare des assiettes individuelles à la cuisine, ou choisir de vous présenter dès l'ouverture du buf-fet afin d'être une des premières personnes à vous servir et de diminuer les risques de contamination. Dans tous les cas, il est bon, avant chaque repas, d'interroger la personne responsable et de faire le tour des différents plats avec elle afin de distinguer les aliments permis des aliments non permis.

Le gîte touristique

Les gîtes touristiques (« bed and breakfast ») peuvent être des choix intéressants pour les consommateurs allergiques. Les propriétaires de ces établissements sont souvent prêts à faire beaucoup pour accommoder leurs invités et répondre à leurs besoins diététiques spéciaux lorsqu'on les informe à l'avance. Certains l'annoncent même dans leur matériel promotionnel. De plus, ces personnes connaissent en général très bien leur envi-ronnement et sont en mesure de vous indiquer les restaurants susceptibles de vous convenir. Si vous communiquez clairement vos besoins au moment de la réservation, il y a fort à parier que les propriétaires du gîte seront bien disposés à répondre à vos besoins.

Le transport

Quel que soit le type de transporteurs choisi : avion, train, autobus ou bateau, il faut savoir que les repas à bord ne sont pas nécessairement adaptés aux voyageurs qui ont des allergies alimentaires. La plupart des compagnies de transport font appel à des fournisseurs indépendants qui doivent préparer d'importantes quantités de repas. Ces fournisseurs n'ont ni les ressources ni la structure de fonctionnement nécessaires pour assurer la vigilance accrue qu'exige la préparation des repas d'une personne allergique. Si vous souffrez d'une allergie alimentaire, il est donc préférable que vous prépariez votre propre repas et que vous l'apportiez à bord. Dans le cas des compagnies aériennes, vérifiez toutefois les règles douanières en vigueur pour ne pas devoir abandonner votre repas à la sécurité !

Les recommandations suivantes sont présentées pour les personnes voyageant par avion, mais elles peuvent très bien s'appliquer à tous les types de transporteurs : autobus, train ou bateau.

Si vous prenez l'avion

Avant de partir

En toutes circonstances, une bonne planification évite souvent bien des pertes de temps inutiles et bien des soucis. Les voyages en avion ne font pas exception à la règle. Voici quelques petits trucs pour vous aider à mieux planifier votre voyage :

- Lorsque vous planifiez un vol, assurez-vous de parler directement à un agent du service de réservation de la compagnie aérienne en lui mentionnant le sérieux de votre demande. Assurez-vous de conserver son nom et son numéro, car vous aurez besoin de reconfirmer avant votre départ. Si vous croyez que votre demande n'est pas prise au sérieux, demandez à parler à un supérieur.

– Éliminez les intermédiaires comme les agents de voyage, qui pourraient créer une distorsion dans votre message à la compagnie aérienne.

– Vérifiez avec votre compagnie aérienne la politique en vigueur concernant les repas et collations à bord. Il est toujours bon d'aviser votre ligne aérienne de vos allergies alimentaires afin qu'elle puisse mettre en place des mesures spéciales au besoin (nettoyage des sièges, attentions particulières durant les repas, etc.). Certaines compagnies demandent un préavis de quelques jours à quelques semaines afin de mieux vous aider.

PETITE ANECDOTE

En juin 2004, la Cour du Québec a rendu un verdict où une agence de voyages a dû rembourser le prix de billets d'avion d'une mère et de sa fille parce que l'agence avait omis d'aviser une compagnie aérienne que la jeune fille était allergique à l'arachide. Les deux femmes voyageaient de Montréal à Bangkok avec une correspondance à Chicago. Lors de la correspondance, elles se sont fait refuser l'accès à bord du vol de Japan Airlines parce que la compagnie demandait d'être avisée 3 semaines à l'avance en cas d'allergie à l'arachide afin de prendre les mesures préventives. L'agence ne l'ayant pas fait, les deux femmes ont dû rebrousser chemin[88] !

– Prévoyez une assurance médicale de voyage.

– Demandez une lettre de votre médecin traitant, expliquant votre condition et vos besoins particuliers (voir l'exemple de lettre à la page suivante), et une ordonnance médicale pour vos médicaments.

– Avant le départ, il est recommandé de reconfirmer avec la compagnie aérienne (idéalement avec l'agent de réservation à qui vous avez déjà parlé), avec la personne à la porte d'embarquement de même qu'avec l'agent de bord afin de vous assurer que toutes les mesures préventives sont en place.

– Tous les passagers à risque d'anaphylaxie (et tous ceux qui présentent un problème de santé) devraient avoir une identification médicale de type MedicAlert® indiquant leur allergie (ou leur problème de santé) ainsi qu'un document expliquant les signes et symptômes d'anaphylaxie et des instructions quant à son traitement.

La sécurité à l'aéroport

Si vous êtes allergique, votre auto-injecteur doit toujours être à portée de main. C'est donc dire que vous devez le garder sur vous, et non le mettre dans la soute avec vos bagages. Depuis le 10 août 2006, sur décision de Transport Canada, les médicaments sur ordonnance étiquetés au nom du détenteur du billet d'avion, de même que l'insuline et les médicaments essentiels sans ordonnance sont autorisés dans les bagages de cabine. Pour accélérer le processus, les passagers doivent déclarer leurs médicaments au personnel de contrôle et être prêts à présenter toute la documentation attestant leur condition médicale, comme une note du médecin justifiant le besoin d'avoir un auto-injecteur d'épinéphrine avec eux en tout temps et une ordonnance médicale pour tous les médicaments transportés[89]. Des politiques similaires s'appliquent pour les vols desservant le territoire américain[90].

Exemple de lettre à apporter en voyage

Objet : Justification du besoin d'avoir un auto-injecteur d'épinéphrine à bord de l'avion

Madame, Monsieur,

M. / Mme (nom de la personne pour laquelle l'auto-injecteur a été prescrit) souffre d'une allergie sévère à (insérer la liste des allergènes), pouvant causer des réactions anaphylactiques. Ces réactions peuvent être imprévisibles et survenir après l'exposition à de très petites quantités d'allergènes. Un médicament (l'épinéphrine, sous forme d'auto-injecteur) qui pourrait lui sauver la vie en cas d'exposition accidentelle lui a été prescrit et doit être à sa portée en tout temps.

Si une réaction survenait, il est essentiel que cette médication lui soit administrée dans les plus brefs délais afin d'arrêter la progression de la réaction. Un retard dans l'administration de ce traitement pourrait être très dangereux en plein vol, et pourrait exiger un atterrissage d'urgence et même entraîner la mort du passager allergique. Comme le recours immédiat à l'épinéphrine peut sauver la vie du patient, je vous demande de permettre à (nom de la personne pour laquelle l'auto-injecteur a été prescrit) de transporter son (ses) auto-injecteur(s) à bord.

Signature du médecin

Une lettre semblable peut être téléchargée à partir du site de l'Association québécoise des allergies alimentaires à la section : « Conseils et dossiers / voyages » : www.aqaa.qc.ca.

La compagnie aérienne a-t-elle le droit de me faire signer une décharge de responsabilité si j'indique que je suis allergique ?

Selon la Charte canadienne des droits et libertés, nul ne peut être discriminé sur la base d'un problème de santé comme des allergies alimentaires. Les entreprises privées peuvent décider de transiger avec qui elles veulent, mais certaines d'entre elles, notamment les transporteurs publics, sont tenues d'offrir des accommodements pour assurer la sécurité de leurs usagers. Elles doivent donc mettre en place des procédures et politiques pour permettre aux passagers présentant des allergies alimentaires de voyager en toute sécurité. Demander quelques jours ou quelques semaines de délai afin de prendre les mesures nécessaires pour assurer la sécurité des passagers allergiques paraît légitime. Il serait bon, toutefois, que la compagnie informe le passager des mesures qui ont été prises. Si la compagnie vous demande de signer une décharge de responsabilité pour se protéger, elle ne pourrait cependant pas être exonérée en cas de faute lourde, comme si elle refusait de vous changer de place tout en sachant que votre voisin de siège consomme des produits qui peuvent vous mettre en danger[91].

En vol

Même si on vous assure que votre vol est « sans arachide » (ou exempt de tout autre allergène), ne tenez rien pour acquis. Avec les rationalisations de dépenses entreprises par les compagnies aériennes, la majorité de ces dernières ne servent plus de repas et de collations aux passagers sur les vols de courte durée. Conséquemment, de plus en plus de passagers apportent à bord leurs propres aliments. Les membres d'équipage n'ont pas l'autorité ni le temps de fouiller tous les passagers pour s'assurer de l'innocuité des produits apportés à bord des appareils par les passagers, pas plus qu'ils ne peuvent contrôler les résidus laissés sur ou entre les coussins des sièges. Les consommateurs allergiques doivent donc être vigilants afin de maîtriser les risques de contact avec des allergènes.

Certaines associations de consommateurs allergiques recommandent aux passagers allergiques de nettoyer les sièges, appuis-bras, tablettes et rebords de fenêtre avec une lingette humide avant de s'installer à leur place. Une expérience scientifique a démontré que le lavage de la surface des tables avec un détergent d'usage courant était suffisant pour réduire les résidus d'arachides à des niveaux sécuritaires pour les personnes allergiques[92]. Certaines compagnies accordent aux passagers allergiques une priorité d'embarquement pour leur permettre d'inspecter et de nettoyer leur place.

Si vous avez l'impression que vos demandes ne sont pas prises au sérieux, évitez de discuter avec les membres d'équipage en haussant la voix, car vous pourriez être expulsé de l'avion ou appréhendé à l'atterrissage[93]. En cas d'insatisfaction, vous pourrez formuler vos plaintes à votre retour, auprès de la compagnie aérienne.

Les repas
Une étude a recensé des réactions allergiques à l'arachide et aux noix durant des vols commerciaux. Les réactions les plus graves étaient liées à l'ingestion accidentelle de l'allergène, provenant dans la plupart des cas du repas servi par la compagnie aérienne[94].

Les compagnies aériennes, leurs fournisseurs, traiteurs et sous-contractants ne sont pas en mesure de garantir le parfait contrôle des allergènes dans les repas et autres aliments servis à bord. Il est préférable de ne consommer que des aliments que vous aurez préparés vous-même et dont vous connaissez la composition ou qui affichent une liste d'ingrédients que vous pouvez consulter[95].

Si un passager est allergique ou sensible à des produits pouvant se trouver dans l'avion, il lui incombe de se munir des médicaments appropriés et de prévoir une protection adéquate[96]. Comme les réactions allergiques sont habituellement des accidents imprévisibles, les agents de bord devraient aussi être formés pour répondre à de telles urgences, et les trousses de premiers soins devraient contenir de l'épinéphrine, ce qui n'est pas toujours le cas, car les politiques de gestion des allergies à bord varient d'une compagnie à l'autre.

La compagnie Air Canada offre à ses passagers un choix de plus 16 différents repas, mais ne peut garantir l'absence d'aliments allergènes. Toutefois, Air Canada a supprimé les arachides de toutes les collations emballées proposées à bord de tous ses appareils[97]. On y distribue des collations affichant la certification CAC pour l'absence d'arachides. Chez Air Canada, on recommande fortement aux passagers souffrant d'allergies alimentaires d'apporter leurs propres repas et collations pour la durée du vol. Pour sa part, la compagnie Air Transat ne sert plus de noix ni d'arachides sur ses vols. Cependant, on ne peut garantir que les aliments servis à bord soient libres de tout allergène. Attention, car les trousses d'urgence n'ont pas d'épinéphrine, et les préposés et agents de bord, même s'ils doivent avoir suivi une formation de base en premiers soins, ne sont pas autorisés à administrer l'épinéphrine[98].

La compagnie WestJet ne peut garantir un environnement sans allergènes. WestJet ne sert pas d'arachides à bord, mais des restes de noix ou d'huile de noix peuvent se trouver dans la cabine et ne peuvent pas être complètement éliminés malgré un nettoyage régulier. Certaines collations peuvent contenir des noix (ex. des amandes ou noix de cajou). Les trousses d'urgence n'ont pas d'épinéphrine et les préposés et agents de bord, même s'ils doivent avoir suivi une formation de base en premiers soins, ne sont pas autorisés à administrer l'épinéphrine[99].

Si vous voyagez par train, sachez que, chez Via Rail, les enfants souffrant d'une allergie alimentaire de type anaphylactique, telle une allergie aux arachides ou à ses dérivés, ne peuvent voyager seuls ni se prévaloir du service d'accompagnement offert par la compagnie[100].

Les réactions allergiques graves durant les vols commerciaux sont très rares[101]. Toutefois, trois types de réactions allergiques peuvent survenir en avion : par ingestion, par inhalation et par contact cutané. Lors de l'étude sur les réactions allergiques qui s'étaient déclarées durant des vols commerciaux, on a démontré que l'exposition par ingestion provoquait des réactions plus intenses que l'exposition par inhalation ou que par contact cutané.

La détection de protéines d'arachide dans les filtres à air des avions commerciaux a confirmé que l'ouverture simultanée de centaines de sacs d'arachides dans une cabine d'avion pressurisée pouvait entraîner le relâchement de particules d'arachides dans l'air ambiant. Lors de l'étude sur les réactions allergiques durant les vols commerciaux, on a réalisé qu'effectivement les réactions par inhalation, bien que moins sévères en intensité, se sont déclarées lorsque environ 25 personnes consommaient des arachides autour de la personne allergique[102]. Bien que, sur certaines lignes aériennes, le renouvellement total de l'air se fasse toutes les deux ou trois minutes[103], beaucoup de lignes aériennes ont choisi de ne plus distribuer d'arachides sur leurs vols. Si ce sujet est source d'inquiétude pour vous, cette information devrait être vérifiée avec votre compagnie avant votre départ.

Pour ce qui est des réactions par contact cutané, sachez que, si vous prenez la peine de bien nettoyer votre place et de vous laver les mains avec un bon savon avant de consommer quoi que ce soit, les risques de contamination sont pratiquement éliminés[104].

En cas de réaction

Bien que vous preniez toutes les mesures possibles pour éviter une réaction anaphylactique, il est bon de toujours être préparé à faire face à une urgence de ce type. On ne pourra jamais contrôler et éliminer tous les risques. Soyez assuré de toujours avoir votre auto-injecteur d'épinéphrine à portée de main. Évitez de l'entreposer dans le compartiment à bagages au-dessus de votre siège. En cas de besoin, vous pourriez être incapable d'y avoir accès rapidement durant le décollage, l'atterrissage ou en période de turbulences.

Lors d'une réaction, il est important de ne pas vous isoler dans les toilettes, mais d'aviser un membre de l'équipage qui tentera de trouver un professionnel de la santé à bord pour vous venir en aide, ou relayer l'information à des secours médicaux au sol. L'étude sur les réactions allergiques durant les vols commerciaux a démontré que même si certaines réactions étaient graves et avaient forcé le recours à l'épinéphrine, l'équipage n'avait été prévenu que dans le tiers des cas[105]. Il est bon de savoir que certaines compagnies aériennes sont liées à un service de télémédecine d'urgence, qui permet aux membres de l'équipage de communiquer avec un médecin en tout temps durant les vols[106]. Bien qu'exceptionnels, des atterrissages d'urgence ont déjà été effectués à cause de passagers qui faisaient des réactions anaphylactiques. La plupart de ces recommandations s'appliquent aussi si vous voyagez par autobus, par train ou par bateau.

À destination

Arrivé à destination, identifiez et localisez les ressources médicales rapidement disponibles en tout temps. Plusieurs pays possèdent un regroupement de personnes allergiques, qui pourraient vous aider à comprendre les règles d'étiquetage des aliments dans leur pays et vous orienter vers les services médicaux d'urgence en vigueur.

Pays	Nom de l'organisation	Site Internet	Numéro d'urgence de ce pays
Allemagne	Deutscher Allergie- und Asthmabund*	www.daab.de	112**
Australie	Anaphylaxis Australia*	www.allergyfacts.org.au	000
Belgique	Prévention des Allergies-ASBL	www.oasis-allergies.org	100 ou 112**
Canada	Anaphylaxis Canada* Allergy Asthma Information Association (AIAA)	www.anaphylaxis.ca (anglais) www.aaia.ca (bilingue)	911

États-Unis	Food Allergy and Anaphylaxis Network *	www.foodallergy.org	911
France	Association française pour la prévention des allergies	www.afpral.asso.fr	15 (SAMU) 112**
Grande-Bretagne	Anaphylaxis Campaign*	www.anaphylaxis.org.uk	999, 112**
Italie	Food Allergy Italia*	www.foodallergyitalia.org	118, 113 ou 112**
Japon	Food Allergy Partnership*	www.foodallergy.jp	119
Mexique			060 ou 080
Nouvelle-Zélande	Allergy New Zealand*	www.allergy.org.nz	111
Pays-Bas	Nederlands Anafylaxis Network*	www.anafylaxis.net	112
Québec	Association québécoise des allergies alimentaires*	www.aqaa.qc.ca	911
Suède	Asthma-och Allergiför-bundet*	www.astmaoallergifor-bundet.se	112
Suisse			117

* Ces organisations sont membres du Food Allergy and Anaphylaxis Alliance (www. foodallergyalliance.org) dont la mission est de réunir les organisations travaillant dans le domaine des allergies alimentaires et de l'anaphylaxie afin d'échanger de l'information, de développer des partenariats et de faire progresser les questions-clés pour les personnes touchées par ces problèmes.

** Depuis 2008, le 112 a été officiellement implanté comme numéro d'appel d'urgence. En cas d'accident, d'agression ou de toute autre situation de détresse, vous pouvez l'utiliser dans les 27 États membres de l'Union européenne : Allemagne, Autriche, Belgique, Bulgarie, Chypre, Danemark, Espagne, Estonie, Finlande, France, Grèce, Hongrie, Irlande, Italie, Lettonie, Lituanie, Luxembourg, Malte, Pays-Bas, Pologne, Portugal, République tchèque, Roumanie, Royaume-Uni, Slovaquie, Slovénie, Suède. Le 112 peut être composé, sans frais, à partir de n'importe quel type de téléphones. Le 112 composé en Amérique du Nord, à partir d'un téléphone enregistré en Europe, sera automatiquement redirigé vers le 911 et vers le 000 si composé à partir de l'Australie. En parallèle avec le 112, le 999 est le numéro de téléphone d'urgence en vigueur au Royaume-Uni et en Irlande, et le numéro médical d'urgence en Pologne. Le 999 est aussi le numéro d'urgence en vigueur dans beaucoup de pays membres du Commonwealth : Bangladesh, Botswana, Ghana, Kenya, Malaisie, Singapour, Émirats arabes unis, Hong-Kong, Macao, Bahreïn et Qatar.

Les règles d'étiquetage des aliments dans les autres pays

Aux États-Unis, la FALCPA (Food Allergen Labeling and Consumer Protection Act) a pris effet le 1er janvier 2006 et accorde la priorité aux 8 allergènes suivants : lait, œuf, poisson, crustacés, arachide, soya, blé, noix. À l'instar de la nouvelle réglementation canadienne, on favorise l'utilisation d'un langage clair et facile à comprendre, et l'identification des sources de lécithine et d'amidon si elles proviennent des allergènes prioritaires. À la différence du Canada et de la Communauté européenne, les sources d'huiles hautement raffinées n'ont cependant pas à être déclarées parce que jugées sans danger. Des appellations générales telles « saveurs naturelles et artificielles » sont autorisées, mais les composants issus des allergènes prioritaires doivent être clairement identifiés[107].

En Europe, la nouvelle législation sur l'étiquetage des aliments a pris effet dans la Communauté européenne en novembre 2005, et accorde quant à elle la priorité aux allergènes suivants : lait, œuf, poisson, crustacés, arachide, soya, noix, céréales qui contiennent du gluten (blé, seigle, orge, avoine, triticale), céleri, moutarde, sésame. À cette liste, on a récemment ajouté les mollusques et le lupin. Comme aux États-Unis et au Canada, la loi européenne exige l'étiquetage de tous les ingrédients dérivés de ces aliments allergènes, quelle que soit la quantité présente, sans exception. Ainsi, même les huiles hautement raffinées, à base de ces allergènes, doivent être déclarées. Attention toutefois aux autres allergènes, car ils peuvent être cachés s'ils sont un constituant d'un ingrédient à moins de 5 %[108] !

Points importants à retenir

– Ne voyagez jamais sans votre auto-injecteur d'épinéphrine et gardez-le toujours à portée de main.
(Pour les conditions d'entreposage, voir à la section 2.)

– En tout temps, ayez sur vous une carte explicative, écrite dans la langue du pays visité, qui détaille les allergies, le traitement d'urgence et le nom de la personne à contacter en cas d'urgence.

– Ayez en main le numéro d'urgence médicale du pays que vous visitez.

– Si vous devez contacter les services d'urgence, n'oubliez pas de mentionner qu'il s'agit d'une réaction allergique et assurez-vous que les répondants aient de l'épinéphrine en leur possession.

– Assurez-vous de connaître le nom et l'adresse exacte de l'endroit où vous vous trouvez.

– Ne tenez jamais pour acquis que les compagnies de transformation alimentaire et les chaînes de restaurants utilisent les mêmes recettes dans tous les pays.

En tout temps, la prudence et la vigilance sont vos meilleurs compagnons de voyage !

5. MANGER AU RESTAURANT AVEC DES ALLERGIES ALIMENTAIRES

Se nourrir est un besoin fondamental, mais c'est aussi un acte social. Bien qu'on ne mange pas la même chose dans toutes les parties du monde, le symbole de partage associé aux repas est universel. Cette activité est aussi intimement liée aux moments importants de notre vie, aux fêtes religieuses, aux célébrations et au plaisir. Bien que la maison soit un lieu privilégié pour réunir les membres de la famille et les amis autour d'un bon repas, la majorité d'entre nous fréquentons aussi les restaurants. On s'y retrouve pour toutes sortes de raisons : réunion entre amis, célébration, voyage, nécessité professionnelle, etc.

Pour une personne qui a des allergies alimentaires, fréquenter un restaurant s'accompagne souvent d'inquiétude parce qu'elle doit faire confiance à des étrangers. Elle doit présumer que la personne qui préparera son repas prendra toutes les précautions pour éviter que des allergènes se retrouvent dans son assiette et que tous les autres intervenants en feront tout autant. Or, il a été démontré que manger au restaurant est plus risqué que consommer des produits transformés et préemballés. Le tiers des consommateurs adultes allergiques interrogés lors d'un sondage avaient déjà expérimenté une réaction dans un restaurant[109]. Plusieurs des réactions allergiques les plus graves surviennent dans les restaurants et les établissements de service alimentaire[110]. Une étude sur les décès associés aux allergies alimentaires a mis en évidence qu'une large proportion de réactions fatales (une sur trois) étaient survenues après un contact avec des aliments provenant de restaurants[111].

Bien que certains consommateurs allergiques aient éliminé la fréquentation des restaurants de leurs habitudes de vie, beaucoup d'entre eux fréquentent ces endroits, par plaisir ou par nécessité. À cet égard, les chiffres sont éloquents. Dans un sondage effectué auprès de ses membres en 2003, l'Association des restaurateurs du Québec rapporte que 63 % d'entre eux avouent avoir été interpellés par la question des allergies alimentaires au cours de l'année précédente[112]. Comme le nombre d'allergies alimentaires est en croissance, les restaurateurs doivent s'ajuster.

En analysant la situation dans les restaurants, on a pu identifier certaines zones d'ombre et proposer des solutions pour permettre aux consommateurs allergiques qui le désirent de fréquenter ces lieux et de s'y sentir écoutés, compris et en sécurité.

Facteurs pouvant être à l'origine des réactions allergiques dans les restaurants

Type de restaurants fréquentés

Le choix du restaurant demeure un élément important à considérer lorsque l'on souffre d'allergies. On a démontré que, chez les patients allergiques aux arachides et aux noix, les réactions étaient survenues plus fréquemment dans les restaurants asiatiques, les crémeries, les boulangeries et les magasins de beignes[113]. Une personne allergique au blé ne choisirait pas d'emblée un restaurant qui ne sert que des pâtes alimentaires, une autre allergique au soya devrait savoir que les restaurants orientaux et végétariens utilisent souvent du soya. De plus, une personne allergique aux fruits de mer serait malavisée de fréquenter un restaurant spécialisé en produits de la mer.

Contamination des aliments

Lors de la préparation d'aliments, une vigilance constante s'impose afin d'éviter une contamination par les allergènes. Chez certaines personnes allergiques, une quantité minime d'allergènes, même imperceptible à l'œil nu, peut provoquer une réaction. Les employés de la restauration qui manipulent les aliments devraient être en mesure de bien comprendre le phénomène de la contamination, présenté dans le chapitre sur la prévention, afin d'éviter que des allergènes indésirables se retrouvent dans l'assiette de leur client allergique.

Rappelons que la contamination directe se produit lorsqu'un aliment entre en contact direct avec un allergène. Cet aliment devient ainsi dangereux pour la personne allergique. À cet égard, tous les intervenants du domaine de la restauration devraient savoir que dès qu'il y a eu contact, il y a eu contamination!

Sylvain, allergique au blé, a commandé une salade de fruits pour dessert en expliquant qu'il ne devait pas y avoir rien d'autres que des fruits dans la coupe. La serveuse a oublié et elle a apporté la salade avec un biscuit décoratif trônant parmi les fruits. Après avoir mentionné à la serveuse qu'il ne pourrait pas manger la salade, la serveuse lui a répondu qu'il n'avait qu'à enlever le biscuit!

La contamination croisée survient lors du contact d'un aliment avec un autre objet – ustensile, surface de travail, mains, etc. – ayant été lui-même en contact avec un allergène sans être nettoyé. Attention aux planches à découper, aux ustensiles, aux linges à vaisselle, aux contenants, aux salières et poivrières et contenants à épices qui peuvent tous véhiculer des résidus d'allergènes après avoir servi.

Sophie est allergique au soya. En commandant un steak grillé, elle devra s'assurer que la grille où cuira son steak n'a jamais été en contact avec d'autres grillades ayant trempé dans une marinade qui contenait du soya, auquel cas la grille devra être rigoureusement nettoyée avant d'être réutilisée. Pour sa part, Tristan est allergique au poisson et il adore les frites. Pour lui comme pour toutes les personnes allergiques, l'huile de cuisson peut constituer un défi. On doit en effet s'assurer que les frites commandées ne sont pas cuites dans l'huile où l'on aurait auparavant fait frire des croquettes de poisson.

Les buffets posent aussi un défi particulier aux consommateurs allergiques en raison des risques élevés de contamination croisée. Les allergènes peuvent facilement migrer d'un plat à l'autre, à l'insu des consommateurs allergiques, après les manipulations d'un nombre élevé de personnes. De plus, les ustensiles de service passant allégrement d'un plateau de service à l'autre sont un important vecteur de contamination croisée.

Mauvaise communication des besoins

On a démontré que, dans près de la moitié des cas où il y a eu réaction, on avait omis d'aviser le personnel que la personne était allergique[114]. Il est donc primordial de livrer un message très clair aux employés des restaurants. Pour éviter les incidents malheureux, la prévention commence par une communication claire entre le client, le serveur, le gérant ou le chef.

Formation insuffisante des restaurateurs et de leurs employés

Une étude sur la gestion des allergies alimentaires par le personnel de restaurant et de services alimentaires a mis en évidence que la majorité des employés consultés affichaient un degré de confort relativement élevé face à la gestion des allergies alimentaires dans leur établissement. Cependant, leurs connaissances de base à ce sujet présentaient d'importants déficits, malgré le fait que près de la moitié d'entre eux avaient déjà reçu une formation sur les allergies alimentaires[115]. Plusieurs employés de restaurant croyaient en effet que la consommation de petites quantités de l'allergène était sécuritaire (24 %), que la friture détruisait l'allergène (35 %), et qu'enlever un allergène une fois l'assiette prête à servir était sécuritaire (25 %). Les auteurs concluaient à un plus grand besoin de formation pour le personnel de restaurants.

Au Québec, la formation en hygiène et salubrité des aliments pour les travailleurs du domaine de la restauration est réglementée par le MAPAQ et est obligatoire depuis novembre 2008. Elle équivaut à un minimum de 12 heures pour les gestionnaires d'établissement alimentaire et à un minimum de 6 heures pour les manipulateurs d'aliments. Seulement une petite partie du programme de formation générale est consacrée aux allergies alimentaires (on y parle de contamination directe et croisée, et d'étiquetage des aliments). Même si le règlement exige que chaque restaurant désigne une personne responsable de l'hygiène et de la salubrité, il ne garantit pas la présence sur place en tout temps d'une personne ayant reçu cette formation[116].

Il est donc doublement important de s'assurer que le personnel du restaurant comprenne bien les risques de contamination des aliments et que du personnel qualifié soit disponible et capable d'intervenir en cas de réaction.

Étiquetage des aliments destinés aux services de restauration

La Loi canadienne sur les aliments et les drogues exige que les restaurateurs et les services alimentaires utilisent des aliments dont l'emballage affiche une liste complète des ingrédients. Il faut être excessivement vigilant, car il a été démontré que les listes d'ingrédients pour un même aliment peuvent changer d'une livraison à l'autre, et que les boîtes d'une même livraison peuvent présenter des listes d'ingrédients différentes[117]. Il est donc important pour les établissements de conserver un registre à jour des étiquettes de tous les produits utilisés. À cet égard, la même rigueur doit être exigée de la part des fournisseurs.

Attention aux ingrédients secrets !

On se rappelle tous les fameuses annonces des années 1970, où un colonel à la barbichette blanche faisait la promotion de son poulet pané et vantait ses fameuses épices secrètes. Une telle stratégie promotionnelle serait quasiment impensable aujourd'hui ! Avec près de 4 % de personnes souffrant d'allergies alimentaires, il faut une transparence quant à la composition de tous les produits alimentaires offerts aux consommateurs. Cela est aussi vrai pour les ingrédients utilisés pour la finition ou la garniture d'un produit et qui n'entrent pas directement dans la recette de base. Ces ingrédients peuvent être une source d'allergènes cachés. À titre d'exemple, on pense à du jaune d'œuf ou à du beurre appliqués sur une croûte pour la faire dorer, du beurre d'arachide utilisé pour sceller un rouleau aux œufs, etc.

Planifier une sortie au restaurant

Choisir le restaurant

La première étape dans la planification d'une sortie au restaurant est le choix de l'établissement. Lorsque vient le temps de choisir, on doit tenir compte de plusieurs facteurs : le type de restaurants, sa grosseur, sa réputation, etc.

Sans prétendre qu'une règle générale puisse s'appliquer à tous les types de restaurants, certaines constantes peuvent aider dans le choix de ce dernier. Un restaurant connu et bien établi a fort probablement déjà eu à satisfaire des clients allergiques. Le personnel risque moins d'être complètement dépassé par vos questions et vos demandes.

Pour un consommateur allergique, les chaînes de restaurants sont particulièrement intéressantes, car elles offrent une uniformité dans les ingrédients et les méthodes de cuisson utilisés. Il est donc plus facile pour les employés de répondre à vos questions. La standardisation des menus et des recettes permet aux chaînes de restauration d'offrir de l'information précise sur les allergènes au moyen de dépliants, de leur site Internet ou d'un numéro sans frais. Certaines chaînes de restauration canadiennes offrent sur leur site corporatif un tableau rassemblant plusieurs informations sur les allergènes. D'autres chaînes offrent un cahier d'information que l'on peut consulter sur place.

Petits conseils : assurez-vous que l'information affichée sur les sites Internet soit à jour car, sur certains sites, elle date. De plus, même si on vous fournit la liste des ingrédients, il ne faut pas baisser la garde et sous-estimer les risques de contamination, toujours présents. Lorsque c'est possible, n'hésitez pas à jeter un œil sur les personnes qui manipulent vos aliments.

D'autres restaurants plus créatifs offrent des menus composés de recettes non standardisées, qui peuvent changer sur une base quotidienne ou hebdomadaire. L'information relative aux allergènes disponible dans ce type de restaurants est tributaire des connaissances des employés et de leur compréhension du phénomène des allergies alimentaires. Il est surprenant de constater que certains de ces restaurants peuvent faire des pieds et des mains pour accommoder une personne avec des restrictions alimentaires particulières.

Certains restaurants haut de gamme, qui ont habituellement un plus faible débit de clientèle, peuvent aller jusqu'à proposer des mets adaptés aux personnes allergiques. Plusieurs de ces restaurants prennent l'initiative de demander aux clients s'ils souffrent d'allergies alimentaires avant même que ces derniers aient à le mentionner. Il est habituellement plus facile de demander une attention ou un traitement particulier dans ce genre de restaurant.

Consulter le menu à l'avance

De plus en plus de restaurants affichent leur menu sur leur site Internet. Si vous avez la possibilité de jeter un œil sur le menu avant d'arriver au restaurant, vous pourriez sélectionner certains mets parmi les différentes propositions. À votre arrivée, cela pourrait grandement faciliter la communication avec le chef ou le personnel du restaurant.

Annoncer sa visite

Il est fortement recommandé d'appeler le restaurant à l'avance pour annoncer notre venue et poser les questions pertinentes. Si vous vous pointez sans préavis en période de grande affluence, l'écoute et la collaboration du personnel risque de ne pas être optimale. En vous annonçant, vous évitez de les prendre au dépourvu et vous leur permettez de se préparer à bien vous accueillir. Assurez-vous de parler directement à la personne qui préparera le repas et discutez avec elle des risques de contamination croisée, expliquez-lui que la consommation de petites quantités d'allergènes peut avoir de graves conséquences. Demandez-lui de vous proposer des mets qui pourraient vous convenir. Vous serez en mesure d'évaluer ses connaissances par la réponse qu'elle vous donnera. Au besoin, d'ici à ce que la nouvelle réglementation sur l'étiquetage des aliments soit adoptée, vous pourrez lui acheminer une liste des mots-clés pouvant signifier la présence de l'allergène à éviter.

Gardez à l'esprit que, même si vous appelez durant une période moins achalandée, le personnel du restaurant se prépare probablement pour la prochaine période de pointe. Soyez explicite mais bref.

Exemples de questions à poser:

– Quelle est votre politique à l'égard des consommateurs avec allergies alimentaires?

– Avez-vous déjà accueilli des personnes avec une allergie à X?

– Que leur avez-vous proposé? Qu'est-ce que ces personnes ont commandé?

– Avez-vous une suggestion de menu qui puisse répondre
à mes restrictions alimentaires?

Dans un restaurant, votre repas est préparé lorsque vous le
commandez. Mais pour pouvoir répondre à un large débit de
clientèle, beaucoup de restaurants préparent ou assemblent
à l'avance certaines composantes des mets proposés. À titre
d'exemple, les viandes peuvent être marinées à l'avance et la
marinade peut contenir un allergène. Si le chef est avisé de votre
visite, il pourrait réserver une pièce de viande pour vous. Cela
pourrait être difficile à faire si vous arrivez en période de grande
affluence et sans préavis.

Choisir l'heure de sa visite

Une autre stratégie intéressante est de vous présenter au
restaurant juste avant ou après les heures de grande affluence.
Le personnel aura plus de temps à vous consacrer et le service
pourrait être plus rapide, ce qui n'est pas à négliger si vous êtes
accompagné de jeunes enfants.

En arrivant au restaurant

Pour mettre toutes les chances de votre côté, il est suggéré de
communiquer vos besoins dès votre arrivée au restaurant. Cela
est d'autant plus vrai si vous n'avez pu ou si vous avez omis
d'annoncer votre visite. En vous présentant rapidement, vous
permettez au personnel du restaurant d'amorcer la chaîne de
prévention dès le début. Le plus tôt sera le mieux. Assurez-vous
que le message se rende directement au chef ou à la personne
qui prépare votre repas. Si vous attendez de recevoir votre assiette pour mentionner vos allergies, le chef risque de ne pas être
trop content. Quoi qu'il en soit, il vaut mieux que la personne
qui prépare votre repas le fasse dans les meilleures dispositions
possibles, pas dans la colère ou la frustration!

Si vous avez le sentiment que vos demandes ne sont pas prises au sérieux, n'hésitez pas à parler directement au chef. Et si votre sentiment persiste après lui avoir parlé, modifiez votre choix de restaurant. Avec deux enfants qui doivent éviter noix et arachides, je me rappelle un voyage à Nice où nous venions d'arriver après plusieurs heures de train. Il était tard et les enfants étaient affamés. Nous cherchions un endroit pour manger et nous nous étions entendus pour un repas simple, facile à préparer et qui plaisait à tous : le fameux steak-frites français ! Le serveur du restaurant où nous nous étions attablés ne pouvait nous confirmer (et ne semblait pas intéressé à faire les efforts nécessaires pour bien nous renseigner) dans quel genre d'huile étaient cuites les frites. Malgré notre fatigue et notre faim, nous nous sommes levés et avons quitté le restaurant en nous excusant. Avec des enfants devenus aujourd'hui de grands adolescents, je considère cet épisode comme un élément très important de l'éducation que nous avons essayé de leur transmettre quant à la gestion de leurs allergies : il n'y a pas de place pour les compromis. On ne gère pas des allergies avec des « à peu près », mais avec des certitudes ! Par contre, il y a toujours une solution. Nous avons trouvé un autre restaurant à quelques pas de là, qui a répondu à nos besoins avec diligence et gentillesse.

Souvent, dès les premiers échanges avec l'hôte ou le serveur, il est possible d'évaluer la compréhension qu'ont ces derniers des allergies alimentaires.

Voici quelques indices permettant de juger du sérieux de la situation :

– Votre table est-elle bien nettoyée, la nappe est-elle propre ?

– Un personnel qui a reçu une formation sur la gestion des allergies alimentaires ou un restaurant qui conserve un auto-injecteur (non périmé) sur les lieux.

– Est-ce que l'on répond de façon précise ou évasive à vos questions ? Si la personne ne connaît pas la réponse à votre question, offre-t-elle d'aller s'informer auprès d'une personne plus compétente en la matière ? En cas d'incertitude, offre-t-elle de vérifier la liste d'ingrédients pour un mets précis ?

Choisir les aliments

Lorsqu'on souffre d'allergies alimentaires et qu'on mange au restaurant, on comprend vite que la meilleure façon d'éviter la réaction allergique est de ne pas commander l'aliment en question. Ce n'est malheureusement pas toujours aussi évident qu'il n'y paraît. Il n'est pas toujours facile d'identifier tout ce qui se trouve dans notre assiette. Les sauces, vinaigrettes, ragoûts, produits de pâtisserie et de boulangerie peuvent cacher des allergènes insoupçonnés. La complexité étant souvent source de danger, la simplicité est gage de sécurité.

Quelques recommandations de base

– Demandez que les huiles et les vinaigrettes soient servies à côté de votre salade ou privilégiez huile et citron ou vinaigre que vous mélangerez et assaisonnerez vous-même.

– Commandez vos viandes, volailles, poissons grillés ou rôtis sans marinade ou sauce d'accompagnement, ou faites servir la sauce à côté.

– Choisissez des aliments simples : des fruits frais, une salade au lieu d'une soupe, des fromages à la place des desserts, etc.

– Si vous êtes accompagné de jeunes enfants, sachez que certains restaurateurs acceptent que vous apportiez des aliments pour les jeunes enfants qui ont des besoins nutritionnels particuliers. Cette formule pourrait élargir votre éventail de choix de restaurants.

La gratitude, c'est payant!

Toute entreprise qui se respecte a pour objectif de satisfaire tous ses clients. Les restaurateurs savent que, s'ils offrent un bon service, les clients vont revenir. Dans un monde aussi compétitif que celui de la restauration, cela est particulièrement important. Les restaurateurs capables de répondre adéquatement à un client allergique, en lui offrant des mets sécuritaires, se voient automatiquement gratifiés d'une grande loyauté. Les clients allergiques satisfaits de l'attention qu'on leur accorde et du service offert n'hésitent pas à répéter l'expérience et surtout à le faire savoir autour d'eux. Le contraire est aussi vrai. Une mauvaise réputation peut éloigner de nombreux clients potentiels!

Cela dit, il est important de reconnaître qu'un client allergique n'est pas un client avec des besoins typiques. Les demandes sont spéciales et les attentes, plus grandes. Si l'expérience a été agréable, il ne faut pas hésiter à le faire savoir au personnel et de le remercier en le gratifiant d'un beau sourire et, pourquoi pas, d'un bon pourboire!

Finalement, pourquoi ne pas envoyer un petit mot ou un courriel de remerciement après votre visite si vous avez été satisfait? Et conservez précieusement les coordonnées du restaurant qui vous aura donné satisfaction.

Bref, une chose est sûre, l'émergence des allergies alimentaires a forcé la société à s'ajuster, et les restaurateurs et gestionnaires de services alimentaires n'y ont pas échappé. Bien que de grands progrès aient été accomplis quant à la compréhension du phénomène, il reste beaucoup à faire pour uniformiser les connaissances de tous les intervenants du secteur. Comme ce milieu est caractérisé par une forte fluctuation de la main-d'œuvre, les besoins en formation sont incessants. Les gestionnaires doivent y reconnaître leur part de responsabilité et l'assumer.

Les consommateurs allergiques doivent aussi comprendre qu'aucun restaurateur ne pourra jamais garantir l'élimination complète des allergènes. Au mieux, ses efforts viseront à maîtriser les risques afin de les diminuer à leur plus simple expression. Le meilleur outil pour y arriver est de favoriser la communication entre le consommateur allergique et le serveur d'une part, puis entre les différents acteurs de la chaîne de production d'autre part : du serveur au travailleur de la cuisine.

En toutes circonstances, le consommateur allergique doit s'assurer d'avoir son auto-injecteur d'épinéphrine et ses médicaments pour ses allergies en sa possession.

Les réunions, repas et voyages d'affaires

Si vous devez voyager pour des congrès regroupant un grand nombre de participants, il est fort probable que les repas soient préparés par des traiteurs, vous laissant ainsi peu de contrôle sur les aliments qui seront servis. Il serait alors judicieux de prévoir des collations et de vous renseigner sur les restaurants environnants.

Pour des repas d'affaires de moindre envergure, assurez-vous de bien communiquer vos besoins. Si vous devez rencontrer des partenaires d'affaires au restaurant de façon régulière, il serait bon de connaître quelques restaurateurs qui comprendront vos besoins particuliers et en qui vous pourrez avoir totalement confiance.

Au bureau, faites-vous une réserve avec des collations ou des desserts congelés adaptés à vos besoins pour les réunions impromptues. Si vous prévoyez de longues réunions, assurez-vous de communiquer vos besoins à l'avance. La collaboration des collègues est toujours surprenante lorsqu'on leur explique la nature des allergies.

Pour les restaurateurs et gestionnaires de services alimentaires

L'Association québécoise des allergies alimentaires (AQAA) a développé un outil de gestion des allergies alimentaires pour les restaurateurs et gestionnaires de services alimentaires[118]. Un manuel, couplé à une formation, offre une démarche en sept étapes visant à assurer un service sécuritaire et efficace pour la clientèle allergique :

1- Formation du personnel.
2- Nomination des responsables des allergies alimentaires.
3- Établissement de politiques et procédures.
4- Choix d'espaces et d'équipement réservés.
5- Création d'un environnement sécuritaire.
6- Modification de la présentation du menu.
7- Création d'un tableau des allergènes ou de listes d'ingrédients attachés au menu.

Cet outil offre aussi une vingtaine de fiches de travail, adaptées aux différents types d'emplois du secteur de la restauration, qui facilitent la compréhension des allergies alimentaires. À titre d'exemple, une fiche est consacrée à l'accueil de la clientèle allergique (utile pour les serveurs). Une autre présente un modèle de feuille de vérification des commandes des fournisseurs (s'adresse principalement aux employés assurant la réception des marchandises). Une autre fiche explique la contamination directe et la contamination croisée (destinée aux cuisiniers et aides cuisiniers), etc.

Ces fiches peuvent être téléchargées à partir du site de l'Association québécoise des allergies alimentaires au moyen d'un numéro de code fourni avec l'achat du manuel.

Un client qui a une réaction allergique dans votre restaurant peut-il vous poursuivre ?

Au Québec, une telle poursuite ne s'est jamais vue, mais plusieurs décisions ont été rendues à ce sujet aux États-Unis. D'entrée de jeu, disons que le consommateur allergique a le devoir d'aviser le restaurateur de son état et que le restaurateur a le devoir d'en tenir compte.

Un restaurateur qui n'agirait pas de façon prudente et diligente dans les circonstances où le client mentionne qu'il est allergique à certains aliments pourrait s'exposer à des poursuites. Par exemple, si un serveur est avisé que vous êtes allergique aux œufs et qu'il ne transmet pas l'information au cuisinier ou que les gens travaillant aux cuisines négligent d'en tenir compte.

Parallèlement, le consommateur allergique a le devoir de mentionner son problème. Il est évident que si le restaurateur n'a pas été mis au courant de l'état du consommateur, ce dernier serait mal placé pour le poursuivre[119] !

Il est intéressant de noter que de plus en plus de restaurateurs incitent les consommateurs allergiques à dévoiler leur état de santé lors de la prise de commande au moyen d'une invitation sur le menu. Certains vont même jusqu'à y afficher d'emblée la présence d'allergènes.

RÉFÉRENCES

1   TAYLOR (S. L.), HEFLE (S. L.). « Food allergen labeling in the USA and Europe », *Current Opinion Allergy and Clinical Immunology*, 2006, 6, p.186-190.

2   Santé Canada, www.hc-sc.gc.ca/fn-an/label-etiquet/allergen/project_1220_info-fra.php.

3   ZARKADAS (M.), SCOTT (F. W.), SALMINEN (J.), HAM PONG (A.). « Common Allergenic Foods and Their Labelling in Canada - A Review. » *Can. Journal of Allergy and Clinical Immunology*, 1999, 4(3), p. 118-141.

4   Conversation avec le Dr Samuel B. Godefroy, Directeur, Bureau d'innocuité des produits chimiques de Santé Canada.

5   Santé Canada. *Op. cit.*

6   *Ibid.*

7   *Ibid.*

8   TAYLOR (S. L.), HEFLE (S. L.). *Op. cit.*

9   Santé Canada. *Op. cit.*

10 *Ibid.*

11 *Ibid.*

12 *Ibid.*

13 Santé Canada, www.hc-sc.gc.ca/fn-an/label-etiquet/allergen/precaution_label-etiquette_f.html.

14 SICHERER (S. H.), LEUNG (D. Y. M.). « Advances in allergic skin disease, anaphylaxis and hypersensivity reactions to foods, drugs, and insects in 2007 », *Journal of Allergy and Clinical Immunology*, 2008, 121, 6, p. 1551-1558.

15 Santé Canada, www.hc-sc.gc.ca/fn-an/label-etiquet/allergen/precaution_label-etiquette_f.html.

16 SICHERER (S. H.), LEUNG (D. Y. M.). *Op. cit.*.

17 Ministère de la Justice du Canada, Loi sur les aliments et les drogues : www. lois.justice.gc.ca/fr/ShowFullDoc/cs/F-27///fr; Agence canadienne d'inspection des aliments, www.inspection.gc.ca/francais/fssa/labeti/guide/ch4f.shtml#4.3.

18 TAYLOR (S. L.), HEFLE (S. L.). *Op. cit.*

19 Programme CAC de l'Association québécoise des allergies alimentaires, www.certification-allergies.com.

20 *La Gazette du Canada*, www.canadagazette.gc.ca/partI/2008/20080726/

html/regle1-f.html; Santé Canada, www.hc-sc.gc.ca/fn-an/label-etiquet/ allergen/project_1220_qa_qr-fra.php.

21 COLLECTIF. « Adverse reactions to food and drug additives », *Middleton's Allergy Principles and Practice*, 6e édition. Mosby, 2003, p. 1645-1663

22 TAYLOR (S. L.), HEFLE (S. L.). *Op. cit*

23 ZARKADAS (M.), SCOTT (F. W.), SALMINEN (J.), HAM PONG (A.). *Op. cit.*; COLLECTIF. « Adverse reactions to food and drug additives », *Op. cit.*

24 HOURIHANE (J. O.), BEDWANI (S. J.), DEAN (T. P.), WARNER (J. O.). « Randomised, double blind, crossover challenge study of allergenicity of peanut oils in subjects allergic to peanuts », *British Medical Journal* 1997, 314(7087), p. 1084-1088.

25 Santé Canada, www.hc-sc.gc.ca/dhp-mps/pubs/natur/eng_cons_survey-fra.php.

26 Entretiens avec la représentante du Laboratoire Boiron de Longueuil, le 22 avril 2008 et avec le représentant de Homeodel de Québec, le 15 avril 2008.

27 Dossier sur les allergènes alimentaires présents dans les médicaments, produits de santé naturels, homéopathiques et cosmétiques, *Les Mets Sages*, 2005, 15(4).

28 DUPONT (C.). Caution : *May Contain Information About Drug & Food Allergies*. Présentation donnée au département de pharmacie, Centre universitaire de santé McGill, 2006.

29 Santé Canada, www.hc-sc.gc.ca/ahc-asc/media/advisories-avis/_2008/2008_127-fra.php.

30 Santé Canada, www.hc-sc.gc.ca/dhp-mps/prodnatur/applications/licen-prod/lnhpd-bdpsnh-fra.php. Santé Canada, www.hc-sc.gc.ca/dhp-mps/prodnatur/applications/licen-prod/lnhpd-bdpsnh-fra.php.

31 *Ibid.*

32 Santé Canada, www.hc-sc.gc.ca/cps-spc/person/cosmet/ingredient/faq_cons-fra.php.

33 Ministère de la Justice du Canada. *Op. cit.*

34 Centre de services aux entreprises Canada-Ontario, www.entreprises-canada.ca/servlet/ContentServer?pagename=CBSC_ON%2Fdisplay&lang=fr&cid=1081944204554&c=Regs.

35 WANG (J.), NOWAK-WEGRZYN (A.). « Reaction of 2 young children with milk allergy after cutaneous exposure to milk-containing cosmetic products », *Archives of Pediatrics & Adolescence Medicine*, 2008, (108), p. 1089-1090.

36 *Ibid.;* SICHERER (S.H.). *Food allergen avoidance,* www.uptodate.com/online/content/topic.do?topicKey=food_al/7114.

37 WANG (J.), NOWAK-WEGRZYN (A.). *Op. cit.*

38 SIMONTE (S. J.), MA (S.), MOFIDI (S.), SICHERER (S. H.). « Relevance of casual contact with peanut butter in children with peanut allergy », *Journal of Allergy and Clinical Immunology,* 2003, 112(1), p.180-182.

39 WANG (J.), NOWAK-WEGRZYN (A.). *Op. cit.*

40 LACK (G.) et al. « Factors associated with the development of peanut allergy in childhood », *New England Journal of Medicine,* 2003, 348, p. 977-985.

41 Santé Canada. www.hc-sc.gc.ca/cps-spc/person/cosmet/ingredient/faq_prof-fra.php#a2

42 Santé Canada. www.hc-sc.gc.ca/cps-spc/person/cosmet/faq-fra.php#termes.

43 MAHMUD (A. R.), HOLQUIST (C.). *Food and Drug Administration Safety,* www.drugtopics.com, 10 janvier 2005, p. 42.

44 HOFER (K. N.) and al. « Possible anaphylaxis after Propofol in a child with food allergy », *Annals of Pharmacotherapy,* 2003, 37, p. 398-401.

45 MAHMUD (A. R.), HOLQUIST (C.). *Food and Drug Administration Safety,* www.drugtopics.com, 10 janvier 2005, p. 42.

46 Association des pharmaciens du Canada. *Compendium des produits et spécialités pharmaceutiques,* 2006, p. L-110.

47 *Ibid.*

48 NAPKE (E.). « Excipients, adverse drug reactions and patients' rights », *Canadian Medical Association Journal,* 1994, 151(5), p. 529-533.

49 KELSO (J. M.). *Anaphylactic reactions to vaccines,* www.uptodate.com/online/content/topic.do?topicKey=drugalle/2893.

50 LACK (G.) « Food Allergy », *The New England Journal of Medicine,* 2008, 359(12), p. 1252-1260.

51 KELSO (J. M.). *Op. cit.*

52 LACK (G.). *Op. cit.*

53 MUNOZ-FURLONG (A.). *Food allergy in schools and camps,* www.uptodate.com.

54 KAGAN (R. S.), TURNBULL (E.), JOSEPH (L.), ST-PIERRE (Y.), DUFRESNE (C.), GRAY-DONALD (K.), CLARKE (A. E.). « Prevalence of peanut allergy in primary-school children in Montreal, Canada, ages 5-9 », *Journal of Allergy and Clinical Immunology,* 2003, 112 : 1223-8.

55 Ministère de l'Éducation, du Loisir et du Sport, *Rapport annuel de gestion 2006-2007*, www.mels.gouv.qc.ca/sections/publications/publications/BSM/rapport_annuel2006-2007.pdf, p. 134.

56 MUNOZ-FURLONG (A.). *Op. cit.*

57 Association canadienne des commissions et conseils scolaires et Santé Canada. *L'Anaphylaxie : Guide à l'intention des commissions et conseils scolaires*, 1996, 66 pages.

58 *Ibid.*

59 GOLD (M.), SUSSMAN (G.), LOUBSER (M.), BINKLEY (K.). « Anaphylaxis in schools and other childcare settings », *Canadian Journal of Allergy and Clinical Immunology*, 1996, 4(11) offert en version française sous le titre : *L'anaphylaxie à l'école et dans d'autres établissements et services pour enfants.*

60 Association canadienne des commissions et conseils scolaires et Santé Canada. *Op. cit.*

61 COLLECTIF. Société canadienne d'allergie et d'immunologie clinique, *Anaphylaxie à l'école et dans d'autres milieux*, 2005.

62 « High School, the Danger Years », *Allergic Living*, www.allergicliving.com/features.asp?copy_id=43[0].

63 COLLECTIF. Société canadienne d'allergie et d'immunologie clinique. *Op. cit.*

64 Présentation de Martine Maillé, infirmière-conseil, Direction du développement et du soutien professionnel de l'Ordre des infirmières et infirmiers du Québec (OIIQ) à la journée annuelle d'information de l'Association québécoise des allergies alimentaires, mars 2008.

65 Ministère de l'Agriculture, des Pêcheries et de l'Alimentation du Québec (MAPAQ), www.mapaq.gouv.qc.ca/Fr/Restauration/md/formation/continue/Hygieneetsalubrite/. Information validée auprès de Mme Isabelle Trudeau.

66 MUNOZ-FURLONG (A.). *Op. cit.*; PERRY (T. T.), CONOVER-WALKER (M. K.), POMES (A.), CHAPMAN (M. D.), WOOD (A.). « Distribution of peanut allergen in the environment », *Journal of Allergy and Clinical Immunology*, 2004, 113, p. 973-976.

67 MUNOZ-FURLONG (A.). *Op. cit.*

68 Ministère de la Famille et des Aînés, www.mfa.gouv.qc.ca/services-de-garde.

69 Regroupement des centres de la petite enfance de la Montérégie et Association québécoise des allergies alimentaires. Le Casse-noisette : *Protocole et procédures, Allergies et intolérances alimentaires en services de garde*, 48 pages.

70 *Règlement sur les services de garde à l'enfance,*
www.publicationsduquebec.gouv.qc.ca.

71 Regroupement des centres de la petite enfance de la Montérégie et
Association québécoise des allergies alimentaires. *Op. cit.*

72 Food Allergy and Anaphylaxis Network. *Guidelines for managing food
allergy at camps* (dépliant).

73 Association québécoise des allergies alimentaires. *Allergique? Pas de
panique! Vivre l'Halloween avec des allergies alimentaires, c'est possible!* (dépliant).

74 Food Standard Agency. *Qualitative Research into the Information Needs
of Teenagers ith Food Allergy and Intolerance,*
www.food.gov.uk/science/surveys/allergyinfoteen.

75 GILLESPIE (C. A.), WOODGATE (R. L.), CHALMERS (K. I.), WATSON (W.
T.) « Living with risk : Mothering a Child with Food-Induced Anaphylaxis », *Journal of Pediatric Nursing,* 2007, 22(1), p. 30-42.

76 BOCK (S. A.), MUNOZ-FURLONG (A.), SAMPSON (H. A.). « Fatalities
due to anaphylactic reactions to foods », Journal of Allergy and Clinical
Immunology, 2001,107, p. 191-193; SAMPSON (H. A.), MENDELSON
(L.), ROSEN (J. P.). « Fatal and near-fatal anaphylactic reactions to food
in children and adolescents », *New England Journal of Medicine,* 1992,
327(6), p. 380-384; CHAPMAN (J. A.), BERNSTEIN (I. L.), LEE (R. E.),
OPPENHEIMER (J.) et al. « Food Allergy : a practice parameter. » *Annals
of Allergy, Asthma & Immunology,* 2006, 96, S1-S68.

77 Food Standard Agency. *Op. cit.*

78 GILLESPIE (C. A.), WOODGATE (R. L.), CHALMERS (K. I.), WATSON (W.
T.). Op. cit.

79 SAMPSON (M. A.) et al. « Risk-taking and coping strategies of adolescents and young adults with food allergy », *Journal of Allergy and
Clinical Immunology,* 2006, 117(6), p. 1140-1143.

80 COLLECTIF. Société canadienne d'allergie et d'immunologie clinique.
Op. cit.

81 « High School, the Danger Years », *Op. cit.*

82 SAMPSON (M. A.) et al. *Op. cit.*

83 *Ibid.*

84 COLLECTIF. Société canadienne d'allergie et d'immunologie clinique.
Op. cit.

85 Bureau du coroner du Québec. *Rapport du coroner Miron,* www.msp.
gouv.qc.ca/coroner/communiques/communique.asp?txtparam=2&c=121
9&theme=coroner.

86 HALLETT (R.), HAAPANEN (L. A.), TEUBER (S. S.). « Food allergies and kissing », *New England Journal of Medicine*, 2002, 346(23), p. 1833-1834.

87 MALONEY (J. M.), CHAPMAN (M. D.), SICHERER (S. H.). « Peanut Allergen Exposure through Kissing (Saliva) : Assessment and Intervention », *Journal of Allergy and Clinical Immunology*, 2006 (118), p. 719-724.

88 Site regroupant les décisions des tribunaux et organismes du Québec, www.jugements.qc.ca/php/decision.php?liste=29886061&doc=045D440 401591C0B.

89 Transport Canada, www.tc.gc.ca/sujet/voyage/voyageur.htm#aerien.

90 Federal Aviation Administration. *Recommandations sur la gestion des passagers sensibles à des allergènes*, www.airweb.faa. gov/Regulatory_and_Guidance_Library/rgAdvisoryCircular.nsf/0/ 9a91a8cd30dd7fa186256cad006ac95d/$FILE/AC121-36.pdf.

91 Discussion personnelle avec Me Normand Therrien, avocat associé chez Therrien-Couture avocats SENCRL.

92 PERRY (T. T.), CONOVER-WALKER (M. K.), POMES (A.), CHAPMAN (M. D.), WOOD (A.). *Op. cit.*

93 Air Transat, www.airtransat.ca.

94 SICHERER (S. H.), FURLONG (T. J.), DeSIMONE (J.), SAMPSON (H. A.). « Peanut Allergic Reactions on Commercial Airlines » *Journal of Allergy and Clinical Immunology*, 1999, 104(1), p. 186-189.

95 Federal Aviation Administration. *Op. cit.*; Air Transat. *Op. cit.*; Air Canada, www.aircanada.com.

96 Federal Aviation Administration. *Op. cit.*; Air Canada. *Op. cit.*

97 Air Canada. *Op. cit.*

98 Air Transat. *Op. cit.*

99 West Jet, http://c3dsp.westjet.com/guest/travelTips.jsp;jsessionid=DC2 BJ01VpFNTpJT2bjYwJkF7HJb11Bnc4FfL76427QXf2pSfbJ9p !161719565 4#specialneeds.

100 ViaRail, www.viarail.ca/planificateur/fr_plan_beso_noac.html.

101 Federal Aviation Administration. *Op. cit.*

102 SICHERER (S. H.), FURLONG (T. J.), DeSIMONE (J.), SAMPSON (H. A.). *Op. cit.*

103 Air Canada. *Op. cit.*

104 Federal Aviation Administration. *Op. cit.*

105 SICHERER (S. H.), FURLONG (T. J.), DeSIMONE (J.), SAMPSON (H. A.). *Op. cit.*

[106] Air Transat. *Op. cit.*

[107] TAYLOR (S. L.), HEFLE (S. L.). *Op. cit.*

[108] *Ibid.*

[109] WANICH, N. Congrès de l'American Academy of Allergy, Asthma and Immunology 2008, www.aaaai.org/media/news_releases/pressrelease.asp?contentid=8317.

[110] TAYLOR (S. L.), HEFLE (S. L.). *Op. cit.*

[111] BOCK (S. A.), MUNOZ-FURLONG (A.), SAMPSON (H. A.). *Op. cit.*

[112] Bulletin économique de l'Association des restaurateurs du Québec (ARQ). *Les restaurateurs doivent s'adapter à une clientèle plus exigeante.* Le baromètre de la restauration, 2003, p.18.

[113] FURLONG (T. J.), DeSIMONE (J.), SICHERER (S. H.). « Peanut and tree nut allergic reactions in restaurants and other food establishments », Journal of Allergy and Clinical Immunology, 2001, 108, p. 867-870.

[114] *Ibid.*

[115] AHUJA (R.), SICHERER (S.). « Food-allergy management from the perspective of restaurant and food establishment personnel », Annals of Allergy, Asthma and Immunology, 2007, 98, p. 344-348.

[116] Ministère de l'Agriculture, des Pêcheries et de l'Alimentation du Québec (MAPAQ). *Op. cit.*

[117] COLLECTIF. Association québécoise des allergies alimentaires. *Manuel de gestion des allergies alimentaires en restauration et services alimentaires,* 2008

[118] *Ibid.*

[119] RODGERS (C.) « Mission possible : Gérer les allergies alimentaires », Revue HRI, 2008, 12(2) et www.hrimag.com/spip.php?article 3148.

SECTION 4

QUESTIONS–RÉPONSES

QUESTIONS-RÉPONSES

1. Quels sont les autres déclencheurs de l'anaphylaxie?

Comme on l'a mentionné, outre les aliments, d'autres facteurs peuvent être à l'origine de réactions anaphylactiques: le latex, l'exercice, le venin d'insecte et les médicaments. Certains de ces déclencheurs sont très étroitement associés aux allergies alimentaires: des protéines retrouvées dans certains fruits et légumes peuvent partager des similitudes avec des protéines de latex tandis que la combinaison exercice et consommation d'un aliment peut déclencher un épisode anaphylactique chez certains individus.

L'anaphylaxie au latex

Le premier cas d'hypersensibilité immédiate au latex à avoir été rapporté dans la littérature anglophone date de 1979[1]. Les dernières années ont vu une augmentation de ce type d'allergies. Aujourd'hui, environ 1 % de la population souffre d'allergie au latex. Ce phénomène est clairement associé à un usage accru des gants en latex, un comportement-clé en matière de réduction des risques de propagation des virus (HIV, hépatites A et B). Bien que rares, les réactions anaphylactiques causées par le latex peuvent être fatales. Le premier décès par anaphylaxie au latex a été rapporté en 1991[2].

L'allergie au latex désigne une allergie aux produits faits de latex naturel, provenant de la sève de l'arbre à caoutchouc (Hevea brasiliensis). Cette sève sert à la fabrication de nombreux articles d'usage courant : gants, bandages élastiques, diachylons, condoms, ballons de fête, jouets, tétines de biberon, gommes à effacer, certains élastiques de vêtements, etc.

Le risque de développer une allergie au latex dépendante des IgE serait beaucoup plus élevé chez certains groupes comme les travailleurs de la santé, les travailleurs de l'industrie du caoutchouc, chez des personnes qui ont dû subir de multiples chirurgies et chez d'autres groupes de travailleurs exposés fréquemment au latex comme les policiers, les coiffeurs ou les personnes œuvrant dans la distribution alimentaire[3].

Les symptômes de l'allergie au latex peuvent varier de légers à sérieux. Les produits contenant du latex peuvent en effet causer des irritations légères, des dermatites allergiques (eczéma) et, dans les cas plus graves, de l'anaphylaxie[4]. Les symptômes anaphylactiques surviennent généralement dans les minutes suivant l'exposition, mais peuvent apparaître plusieurs heures après. Ils ressemblent aux symptômes causés par les allergies alimentaires et peuvent se présenter seuls ou en association avec d'autres. Les réactions allergiques au latex peuvent être déclenchées par un contact avec la peau ou la muqueuse (par exemple en soufflant un ballon, en insérant des gants ou un condom), à l'occasion d'une procédure médicale ou chirurgicale (introduction d'un cathéter dans la vessie, etc.) ou par une inhalation de microparticules de latex (poudre sur les gants) en suspension dans l'air.

Il est intéressant de noter que des personnes allergiques au latex peuvent également présenter des allergies alimentaires. On estime que de 30 % à 50 % des individus allergiques au latex naturel démontrent aussi une hypersensibilité à certains fruits frais et légumes[5]. Les aliments suivants sont les plus souvent cités comme pouvant être associés à l'allergie au latex : les bananes, kiwis, avocats, châtaignes[6]. Sans pour autant signifier qu'une sensibilité à ces fruits est catégoriquement associée à l'allergie au latex, si un de ces aliments provoque des symptômes de type allergique, on devrait l'éviter et consulter un allergologue pour une évaluation plus poussée. Inversement, une allergie au latex n'est pas une raison d'éviter ces aliments s'ils ne causent aucun symptôme.

Diagnostic : Le diagnostic d'allergie au latex devrait être posé par un allergologue à cause des différentes formes qu'elle peut présenter et de la relative complexité à obtenir des extraits de latex pour les tests cutanés[7]. L'histoire médicale est la pierre angulaire du diagnostic. On interrogera le patient sur ses antécédents allergiques, sur sa sensibilité à certains fruits ou légumes, sur son travail et sur ses contacts antérieurs avec des objets contenant du latex, etc. Certains autres tests immunologiques pourraient compléter l'examen.

Prévention : Si vous êtes allergique au latex, il serait important de porter une identification médicale de type MedicAlert®. L'évitement des produits contenant du latex est encore le seul moyen de prévenir les réactions allergiques. Heureusement, il existe des substituts des produits en latex naturel les plus courants (par exemple, des condoms sans latex, des gants en vinyle, des sucettes et tétines faites de silicone, etc.). Il est primordial d'éduquer votre entourage sur l'allergie au latex : les mesures de prévention, les symptômes et le traitement des réactions allergiques. De plus, il est important d'aviser les professionnels de la santé si vous devez subir une intervention dentaire, médicale (examen gynécologique, toucher rectal, etc.) ou chirurgicale. Lors des interventions, tout le personnel devrait utiliser des gants sans latex pour éviter de toucher le patient ou de libérer des allergènes qui pourraient être aérotransportés par les poudres contenues dans les gants et ainsi déclencher des réactions par inhalation. Si vous devez vous rendre à un rendez-vous chez le dentiste ou dans une clinique médicale, il serait judicieux de prendre le premier rendez-vous de la journée, moment où il y a moins de particules de latex en suspension dans l'air.

Afin de réduire l'exposition cumulative au latex dans les milieux de travail, certaines autorités recommandent l'utilisation de gants sans latex dans les milieux de travail où les activités ne posent pas de risque de contamination infectieuse : alimentation, entretien industriel et domestique, etc.[8]

Traitement : Il n'existe malheureusement pas de traitement qui puisse guérir l'allergie au latex. Le meilleur traitement consiste donc à éviter les contacts avec les produits contenant du latex naturel. En cas d'exposition accidentelle, l'administration d'épinéphrine dans le muscle de la cuisse est recommandée, selon les instructions de votre médecin.

Est-ce que l'allergie au latex peut s'aggraver ?

Les données recueillies jusqu'à maintenant laissent croire que plus une personne est exposée au latex, plus l'allergie risque de s'aggraver. Il est donc préférable de limiter au maximum l'exposition à cette substance si on y est sensible afin d'éviter une augmentation de la sévérité des symptômes.

Où peut-on retrouver du latex dans notre quotidien ?

- Bandes élastiques de sous-vêtements, certaines couches, tétines à biberon, sucettes de bébé.
- Gants utilisés pour l'entretien ménager, la cuisine.
- Gommes à effacer, certaines colles.
- Bandes élastiques, certains pansements, gants chirurgicaux.
- Articles de sport : balles, ballons, manches de raquette recouverts d'un enduit, etc.
- Certains masques d'Halloween, certains maquillages, ballons de fête.
- Certaines surfaces de recouvrement de sol.
- Certains produits de contraception (condom, diaphragme).

Une personne sensible au latex peut-elle avoir une réaction anaphylactique si elle consomme des aliments qui ont été manipulés par quelqu'un qui porte des gants au latex ?

Il a été démontré que des gants de latex naturel peuvent laisser des protéines de latex dans les aliments et provoquer des réactions allergiques chez des personnes qui y sont sensibles[9]. Comme il a aussi été démontré que le port répété de gants faits de latex naturels pouvait contribuer à sensibiliser les travailleurs qui les portent, il est préférable d'utiliser des gants composés de matériaux synthétiques pour la préparation des aliments[10]. Sachez qu'il existe des gants chirurgicaux ou d'examen sans latex. On en trouve sur le marché en vinyle, en polyuréthane, en néoprène, en nitrile, en tactylon, en élastyrène.

L'anaphylaxie induite par l'exercice (AIE)

Un type de réactions anaphylactiques peu connu mais étroitement associé à la consommation d'aliments est de plus en plus rapporté dans la littérature : l'anaphylaxie induite par l'exercice (AIE). Cette forme d'anaphylaxie est plus fréquente chez les adolescents et jeunes adultes, même si elle peut aussi survenir chez des personnes plus âgées[11].

Il existe deux types de réactions anaphylactiques induites par l'exercice (AIE), qui sont directement associées à la consommation d'aliments :

– La plus commune est la réaction qui survient lors d'activité physique intense qui suit l'ingestion d'un aliment spécifique. Bien que plusieurs aliments aient été identifiés comme pouvant être liés à ce type de réaction, le blé, le céleri et les fruits de mer sont les aliments les plus souvent en cause[12]. Pour voir apparaître une réaction anaphylactique, il faut absolument une combinaison des deux facteurs suivants : l'ingestion de l'aliment déclencheur, suivie d'une activité physique dans un intervalle de 2 à 4 heures.

- Chez d'autres personnes, plus rarement, la réaction anaphylactique apparaît durant un exercice qui suit un repas, mais ne permet pas d'associer un aliment déclencheur particulier à la réaction.

Dans ces deux situations, l'anaphylaxie induite par l'exercice survient lorsque l'activité physique a lieu suivant l'ingestion d'aliment (spécifique ou non).

Les symptômes de l'anaphylaxie induite par l'exercice sont similaires à ceux associés aux autres formes d'anaphylaxie, et leur progression varie selon le patient. Les symptômes peuvent survenir brusquement et évoluer rapidement. Le début de la réaction se manifeste souvent par des démangeaisons dans le cuir chevelu, qui peuvent devenir rapidement généralisés. Des plaques rouges et blanches qui démangent (urticaire) peuvent être présentes sur tout le corps et souvent suivies d'enflure du visage, des yeux et des lèvres. Une respiration bruyante, une voie rauque, une difficulté d'élocution peuvent témoigner d'un rétrécissement des bronches ou d'une atteinte des cordes vocales. Un pouls rapide, des vomissements ou de la diarrhée peuvent compléter ce tableau. Ces symptômes peuvent quelquefois entraîner une chute de pression et une perte de conscience[13].

Prévention : La prise d'un antihistaminique avant l'exercice n'a pas été démontrée comme pouvant prévenir l'apparition des réactions[14]. Ainsi, si vous souffrez d'anaphylaxie induite par l'exercice associée à la consommation d'un aliment, vous devriez :

- Attendre de 4 à 6 heures après le repas avant de faire une activité physique.
- Éviter l'ingestion d'aliments spécifiques avant l'activité physique.
- Éviter de faire de l'exercice lorsque la température est trop chaude, trop froide, très humide ou durant la saison de pollinisation.

– Toujours avoir en votre possession un auto-injecteur
d'épinéphrine et faire l'exercice avec un partenaire.
Ce partenaire devrait être en mesure de reconnaître les
symptômes d'anaphylaxie et d'utiliser l'auto-injecteur
d'épinéphrine en cas de besoin.
– Si on a subi une réaction allergique sévère, toujours porter une identification médicale (bracelet, pendentif, etc.)
de type MedicAlert®, avisant de la présence d'allergie.

Traitement : En cas de réaction allergique, cessez l'activité
dès les premiers signes. Si votre médecin vous a déjà prescrit
de l'épinéphrine, vous devrez vous l'injecter dès l'apparition des
premiers symptômes et vous rendre à l'urgence pour un suivi
médical.

L'anaphylaxie aux piqûres d'insectes

L'anaphylaxie aux piqûres d'insectes représente la deuxième cause la plus fréquente d'anaphylaxie après les aliments.
Elle peut survenir à tout âge, souvent à la suite d'une série de
piqûres sans incidents même si, rarement, elle peut être fatale
dès la première fois. Aux États-Unis, les piqûres d'insectes sont
responsables d'au moins une cinquantaine de décès annuellement, et près de la moitié de ces réactions fatales surviennent
sans qu'il y ait eu de réactions antérieures[15].

Les insectes responsables des réactions allergiques graves
font partie de la famille des hyménoptères : abeilles, guêpes,
frelons et fourmis (fourmis de feu)[16]. Contrairement à l'abeille,
qui perd son dard et meurt après la piqûre, une guêpe peut
piquer une dizaine de fois en une minute[17].

On peut classer les réactions aux piqûres d'insecte dans trois
catégories :

– La réaction locale : La réaction locale est normale après
une piqûre d'insecte. Elle se caractérise par de la
douleur locale et transitoire, de la rougeur et de l'enflure.
Cette réaction locale dure quelques heures.

- La réaction locale élargie : Cette réaction est plus fréquente, mais rarement dangereuse. Elle se présente sous forme d'inflammation locale, et se répand sur une période de 24 à 48 heures. Elle peut s'étendre sur de larges régions, atteignant parfois un membre complet. Elle peut prendre de 3 à 10 jours pour se résorber. La majorité des patients ayant présenté une réaction locale élargie continue d'avoir une réaction similaire à la suite d'une nouvelle piqûre.
- Les réactions généralisées ou anaphylactiques : Ces réactions se manifestent chez environ 3 % des adultes et 1 % des enfants. Elles se caractérisent par des symptômes cutanés, vasculaires, cardiaques ou respiratoires isolés ou en combinaison, avec atteinte possible d'autres organes cibles. On croit que de multiples piqûres simultanées ou plus d'une piqûre durant le même été peuvent augmenter les risques de réaction généralisée[18].

Fait intéressant, il semble que les manifestations d'anaphylaxie diffèrent entre les enfants et les adultes. Par exemple, les symptômes cutanés qui apparaissent dans près de 80 % de toutes les réactions anaphylactiques aux piqûres d'insecte sont présents chez 15 % des adultes et chez 60 % des enfants. Les symptômes d'hypotension surviennent dans 60 % des réactions affectant les adultes et sont presque inexistants chez les enfants[19].

Diagnostic : Comme l'histoire clinique est la pierre angulaire du diagnostic d'anaphylaxie aux piqûres d'insectes, l'information recueillie doit être objectivée par des personnes qui en connaissent toutes les subtilités. Le recours à un spécialiste en allergie prend ici une importance non négligeable. L'historique des réactions antérieures, le déroulement de ces réactions (délai d'apparition des symptômes, leurs caractéristiques, leur durée, etc.), la liste des symptômes et le ou les traitements reçus font partie de l'information que le spécialiste consulté voudra recueillir, et dont le choix des tests diagnostiques dépendra. Dans les cas de réactions généralisées, les tests cutanés sont les outils les plus précis et sont habituellement privilégiés, même si les tests RAST ou FEIA peuvent être des compléments importants[20].

Prévention : Pour une personne allergique aux piqûres d'insecte, la meilleure prévention consiste à les éviter. Des mesures simples peuvent être mises en place pour éviter d'attirer et de provoquer les insectes piqueurs[21] :

- Éviter de porter des vêtements aux couleurs vives, parti-culièrement jaunes ou rouges, ou à motifs de fleurs.
  Des vêtements sombres sont préférables. Si possible, porter un pantalon et des vêtements à manches longues lors d'activités extérieures comme le jardinage, la marche en montagne.
- Éviter les parfums, cosmétiques et shampooings, particulièrement ceux qui dégagent des odeurs sucrées.
- Garder vos cheveux attachés.
- Garder les aliments sucrés et la viande dans des contenants couverts.
- Éviter de boire directement à la bouteille ou à même les cannettes, car des insectes peuvent avoir été attirés à l'intérieur.
- S'assurer d'attacher les déchets et de couvrir les poubel-les. Les odeurs de nourriture sont très attirantes pour les insectes piqueurs.
- Éviter de se promener pieds nus et de marcher sur des insectes.
- Se tenir loin des nids d'insectes, éviter de les provoquer. Une guêpe qui s'apprête à piquer vole rapidement et en ligne droite vers sa cible[22].
- Si vous découvrez un nid, il ne faut pas s'en approcher et il est préférable de laisser un spécialiste le détruire. Les nids se trouvent surtout autour des bâtiments, sous les corniches, dans les arbres, les bosquets fleuris, les haies de cèdres, les réverbères et sous les terrasses. Certaines espèces font leurs nids dans le sol.
- Toute personne qui a reçu un diagnostic d'allergie aux piqûres d'insectes devrait porter une identification

médicale de type MedicAlert® et transporter son auto-injecteur d'épinéphrine avec elle en tout temps en période estivale.

Quoi faire en cas de piqûre?

Le dard laissé par les abeilles après une piqûre devrait être retiré avec précaution, le plus rapidement possible, en évitant d'écraser le sac à venin pour minimiser la quantité de venin qui sera injecté. À cet égard, une carte de crédit que l'on frotte autour de la plaie est préférable à l'utilisation de pince à épiler ou des doigts. Surveiller les signes de réaction allergique.

Lors d'une réaction allergique grave à la suite d'une piqûre d'insecte, l'épinéphrine est le traitement de choix. Un individu à qui un médecin a déjà prescrit de l'épinéphrine doit se l'injecter dès l'apparition des premiers signes de réaction allergique. Tout patient qui reçoit une dose d'épinéphrine doit être amené à l'urgence pour un suivi médical. Puisque des réactions anaphylactiques biphasiques et prolongées ont été observées à la suite de piqûres d'insecte, il est important de garder le patient en observation après le traitement initial[23].

On estime que de 35 % à 60 % des personnes qui ont déjà fait une réaction grave à une piqûre d'insecte risquent de faire une réaction anaphylactique si elles sont piquées une seconde fois[24]. Heureusement, contrairement aux patients allergiques à des aliments, les patients allergiques aux piqûres d'insectes peuvent avoir recours à un traitement de désensibilisation (immunothérapie) qui, lorsque suivi rigoureusement, offre de grandes chances de succès. Durant l'immunothérapie au venin d'insecte, le patient reçoit une série d'injections l'exposant à de très infimes quantités de venin. Le dosage est augmenté graduellement au cours de la thérapie afin d'aider le patient à se bâtir une tolérance aux protéines du venin, qui sont à la source de la réaction allergique. L'immunothérapie est efficace pour prévenir les futures réactions anaphylactiques aux piqûres d'insecte dans 75 % à 98 % des cas. On estime que, après de 3 à 5 ans de traitements réguliers, les patients peuvent arrêter leur traitement, le risque résiduel de réaction grave étant alors très faible[25]. Le patient qui s'est engagé dans un traitement de désensibilisation ne devrait toutefois pas décider unilatéralement d'interrompre ses traitements. Cette décision devrait faire l'objet d'une discussion franche avec le médecin. Il faut aussi savoir que, comme le traitement d'immunothérapie se fait à partir du venin auquel le patient est allergique, il comporte certains risques. Ce traitement devrait donc se faire sous étroite supervision médicale, de préférence par un spécialiste qualifié en immunothérapie, et le matériel médical nécessaire pour traiter une réaction anaphylactique devrait être facilement accessible[26].

2. Qu'est-ce qu'on entend par allergie croisée ?

La partie de l'aliment responsable du déclenchement de la réaction allergique est la protéine. C'est donc elle qui joue le rôle d'allergène et qui est perçue par notre système immunitaire comme l'ennemi à abattre. Lorsque cette protéine pénètre dans le corps, notre système de défense met en branle son armée d'anticorps qui tenteront de neutraliser l'ennemi. Or, il arrive quelquefois que des protéines de structure chimiquement similaires à celles auxquelles on a déjà réagi réussissent à leurrer notre système de défense et à entraîner elles aussi des réactions allergiques. C'est ce qu'on appelle les allergies croisées.

Il existe trois catégories de réactions croisées :

- Les réactions croisées pollen-aliment : Une protéine présente dans certains pollens ressemblent chimiquement à une autre protéine alimentaire. Les réactions croisées pollen-aliment sont aussi appelées « syndrome d'allergie orale » ou « syndrome pollen-aliment ».

- Les réactions croisées latex-aliment : Des réactions allergiques à certains fruits ou légumes sont aussi rencontrées chez des individus allergiques au latex.
- Les réactions croisées aliment-aliment : Dans la nature, certains aliments partagent des propriétés similaires et sont classés selon des « familles alimentaires ».
À titre d'exemple, la famille des légumineuses comprend le soya, les fèves de toutes sortes, les arachides, etc. La famille des cucurbitacées englobe les melons, les citrouilles, les concombres, etc., et la famille des rosacées inclut les pommes, les poires, les cerises, amande, abricot, pêche, prune, etc.

Réactions croisées pollen-aliment

Ce syndrome se présente chez des personnes affectées par la fièvre des foins. On l'appelle aussi « syndrome d'allergie orale » (SAO) et « syndrome pollen-aliment » (SPA). Il se définit comme une manifestation de symptômes allergiques causés par des protéines instables à la chaleur, se retrouvant dans les fruits, les noix et légumes frais et qui ont une similarité avec une protéine d'un pollen auquel le patient a été initialement sensibilisé. À titre d'exemple, les personnes allergiques au pollen de bouleau peuvent développer des démangeaisons des lèvres ou de la bouche après avoir consommé des pommes, des poires, des cerises, des carottes, du céleri ou des pommes de terre crus. Ce syndrome peut également frapper, mais plus rarement, des gens ayant des allergies au pollen de graminées, de l'herbe à poux (plus répandue en Amérique du Nord) et de l'armoise (plus répandue en Europe).

Le tableau suivant présente les correspondances possibles entre certains aliments et pollens[27].

Pollens	Période de production du pollen au Canada	Aliments associés
Bouleau	Printemps	Kiwi, pomme, poire, fruits à noyau (abricot, cerise, pêche, etc.), amande, fraise, céleri, carotte, panais, persil, aneth, anis, cumin, coriandre, carvi, fenouil, pomme de terre, tomate, poivron vert, lentilles, pois, haricot, arachide, noix, noisette, noix de Grenoble, graines de tournesol
Graminées	De mai à juillet	Melon, melon d'eau, tomate, orange, kiwi
Herbe à poux	Août, septembre	Banane, melon d'eau, cantaloup, melon miel Honeydew, courgette, concombre
Armoise	De juillet à octobre	Pomme, melon d'eau, melon, céleri, carotte, concombre, courgette, pomme de terre, poivre

Ces réactions peuvent se produire à n'importe quel moment de l'année, mais sont souvent plus vives pendant la saison de production de pollen. On croit qu'un individu qui réagit à plusieurs pollens a plus de risques de développer le syndrome pollen-aliment[28]. Il semble qu'en Amérique du Nord ce syndrome soit en train de gagner de plus en plus de terrain étant donné l'augmentation de la sensibilisation à des pollens au cours des deux dernières décennies[29].

Les symptômes, habituellement isolés à la région de la bouche, prennent la forme d'une sensation de picotement dans la bouche, quelquefois associée à une légère enflure des lèvres, de la langue et du palais. Dans la plupart des cas, les symptômes disparaissent après quelques minutes et ne causeront pas de réactions généralisées, car les protéines responsables sont facilement détruites par la digestion. De plus, comme les protéines responsables de ces réactions sont aussi sensibles à la chaleur, ce type d'allergies se caractérise par l'absence de symptômes lorsque ces fruits ou légumes sont consommés après avoir été transformés, c'est-à-dire chauffés, cuits ou mis en conserve[30]. On note que certaines parties des végétaux, comme la pelure, peuvent être davantage allergisantes que d'autres[31]. On a rapporté que la manipulation de pomme de terre crue pouvait provoquer des démangeaisons aux mains chez certains individus allergiques au pollen de bouleau[32]. On estime que 70 % des personnes affectées par le syndrome d'allergie orale réagissent à plus d'un fruit ou légume[33].

Comme les choses ne sont jamais simples en allergie, certains aliments (on cite le kiwi, les noix, la pomme de terre, le céleri, le persil, les haricots et le cumin)[34] ont, dans de rares cas, causé des réactions généralisées menant même à des chocs anaphylactiques[35]. C'est pourquoi les autorités médicales préfèrent maintenant recourir à l'appellation « syndrome pollen-aliment », qui englobe tous les types de réactions associées aux pollens plutôt qu'à celle de « syndrome d'allergie orale », qui limite les réactions aux lèvres, à la bouche, au palais et à la gorge.

Il est important de comprendre qu'un aliment contient plusieurs protéines. Certaines peuvent être facilement détruites par la digestion ou la chaleur et ne causer que de légers symptômes, alors que d'autres peuvent démontrer une plus grande résistance et causer des réactions plus graves. Malheureusement, il n'est pas toujours simple d'identifier la protéine responsable d'une réaction chez un même individu. On a toutefois remarqué que lorsque la personne présente une allergie à un fruit ou légume sans avoir préalablement développé une allergie à un pollen (rhume des foins), ou lorsque la personne réagit à l'aliment lorsqu'il est cuit, la réaction risque d'être plus forte[36].

Il est donc important de consulter un spécialiste en allergie afin de bien comprendre sa condition et de mettre en place les meilleures stratégies préventives et thérapeutiques.

Ce syndrome fait intervenir les anticorps IgE. Il est donc possible de recourir à des tests cutanés pour confirmer une sensibilisation à certains fruits ou légumes. Comme les protéines responsables des allergies à certains fruits et légumes sont habituellement très instables, les extraits commerciaux utilisés pour tester ces aliments ne sont pas toujours adéquats. Dans ce cas, les spécialistes préféreront utiliser des extraits de l'aliment frais pour procéder au diagnostic de ce type d'allergies[37]. Dans certaines situations bien particulières, le spécialiste peut aussi procéder à des tests de provocation alimentaire.

Réactions croisées latex-aliment

Comme on l'a décrit auparavant, plusieurs protéines provenant du latex présentent aussi des similarités chimiques avec des protéines de certains pollens et de certains fruits. Cliniquement, cela se traduit par le fait qu'environ 35 % des patients allergiques au latex pourraient développer une réaction, certaines anaphylactiques, à un des aliments suivants : banane, kiwi, avocat, châtaigne, pomme de terre, poivron, papaye[38]. Il semble aussi que les patients allergiques à ces aliments seraient légèrement plus à risque de développer une allergie au latex. Bien que cela ne signifie pas pour autant qu'une sensibilité à ces fruits sera catégoriquement associée à l'allergie au latex, si un de ces aliments provoque des symptômes autour de la bouche, on devrait l'éviter et consulter un allergologue pour une évaluation plus poussée.

Réactions croisées aliment-aliment

Beaucoup de personnes croient, à tort, que l'allergie à un aliment est automatiquement associée à une allergie à plusieurs aliments, voire à tous les aliments de la même famille alimentaire. Ainsi, beaucoup de personnes allergiques à un crustacé éliminent systématiquement tous les fruits de mer de leur alimentation. Une personne allergique à une légumineuse, comme l'arachide, a souvent tendance à vouloir exclure toutes les légumineuses (soya, pois, etc.) de son alimentation. Un autre individu allergique à une graine comme le blé pourrait éliminer systématiquement toutes les graines (avoine, orge, etc.) de son alimentation. Mais est-ce toujours justifié ?

Il faut dire que ce genre de risque est souvent difficile à quantifier. Des études ont démontré qu'une allergie à certains aliments bien précis est plus susceptible de susciter une réaction à un autre aliment qui partage la même famille alimentaire, mais il serait inconvenant de généraliser ces affirmations à la majorité des aliments d'une même famille et à toutes les catégories d'aliments. Il faut aussi comprendre que certains individus allergiques à un aliment peuvent, lors de tests cutanés, présenter des anticorps contre d'autres aliments de la même famille, sans toutefois réagir lorsque mis en contact avec ces aliments. Il peut donc y avoir sensibilisation croisée (présence d'anticorps contre plusieurs aliments d'une même famille) sans la présence de réaction croisée.

Le tableau suivant présente le taux approximatif de réactivité clinique à au moins un autre aliment qui partage la même famille alimentaire[39].

Allergique à un aliment:	Risque de réaction à au moins un ou une:	Risque estimé
Légumineuse	Autre légumineuse (arachide, soya, lupin, pois, haricots, etc.)	5 %
Noix (fruit à coque)	Autre noix (noix du Brésil, noix de cajou, noisette, etc.)	37 %
Poisson (saumon)	Autre poisson (aiglefin, sole, etc.)	50 %
Crustacé	Autre crustacé (crevette, homard, langouste, etc.)	75 %
Graine (blé)	Autre graine (seigle, orge, avoine, etc.)	20 %
Lait de vache	Protéine bovine	10 %
	Lait de chèvre	92 %
	Lait de jument	4 %
Pollen	Fruits et légumes	55 %
Pêche	Autre aliment de la famille des rosacées (poire, pomme, fruits à noyau)	55 %
Melon (cantaloup)	Autres fruits (melon d'eau, banane, avocat)	92 %
Latex	Autres fruits (avocat, banane, kiwi)	35 %
Fruits (banane, avocat, kiwi)	Latex	11 %

Ce tableau est donné à titre informatif seulement et ne doit pas servir de base de décision pour l'introduction ou l'élimination d'un aliment dans la diète d'un patient sans qu'il en ait préalablement discuté avec un spécialiste qui aura procédé à une évaluation complète.

Les allergies croisées, à l'instar des autres maladies allergiques, semblent de plus en plus fréquentes. Même si beaucoup de questions relatives à leur diagnostic, leur évolution naturelle et leur traitement demeurent sans réponses, de nouvelles connaissances continueront d'émerger et viendront certainement jeter un nouvel éclairage sur la compréhension de ces réactions. Une bonne évaluation par un spécialiste en allergie est essentielle pour permettre aux personnes affectées de faire des choix éclairés et d'éviter, quand c'est possible, l'élimination difficile et inutile de nombreux aliments de leur diète.

3. Peut-on réagir à l'odeur des aliments ?

Plusieurs facteurs peuvent être à l'origine de réactions anaphylactiques. On a tous déjà entendu des commentaires du genre : « Ma fille est tellement allergique que, juste à sentir une arachide, elle peut en mourir. » Il n'y a pas à dire, un tel argument attire notre attention. Qu'en est-il exactement ? Est-il vrai que l'odeur d'un aliment est suffisante pour déclencher une réaction anaphylactique et mettre la vie d'une personne en danger ?

Certains s'inquiètent qu'une odeur d'arachide (ou de n'importe quel autre aliment) entraîne une réaction importante ou un décès. Ce qu'il faut comprendre, c'est que les réactions allergiques sont causées par des protéines alimentaires bien spécifiques. Sans contact avec ces protéines, la réaction ne peut pas avoir lieu.

Sentir : Certaines personnes allergiques à l'arachide peuvent trouver l'odeur du beurre d'arachide désagréable ou se sentir mal en sa présence, mais cela provient d'une profonde aversion plutôt que d'une allergie. Le cerveau enregistre la sensation d'une odeur lorsqu'un influx nerveux provenant du nez est acheminé vers le cerveau. L'influx est provoqué par des produits chimiques provenant des aliments. Ces composés chimiques appelés

« pyrazines » ne sont pas des protéines et ne peuvent donc pas déclencher de réactions allergiques. Les scientifiques expliquent les malaises ressentis par les personnes allergiques comme étant une réponse physiologique de conditionnement, similaire à la réaction des chiens de Pavlov qui avaient été entraînés à saliver au son d'une clochette. Dans le cas d'une personne allergique aux arachides, le stimulus de cette réaction conditionnée (éruption cutanée, respiration difficile, etc.) serait l'arôme ou la senteur de l'arachide plutôt que la protéine elle-même[40].

Inhaler: Par contre, dans certaines situations, les protéines d'un aliment peuvent se retrouver en suspension dans l'air par différents mécanismes comme la mouture, la pulvérisation, la cuisson à haute température, etc. Des aliments tels le crabe, les crevettes, les palourdes, le poisson, la farine, le soya, les fruits séchés, le thé, les blancs d'œufs peuvent causer des symptômes respiratoires lorsque inhalés. La plupart de ces événements s'étaient produits dans des environnements professionnels[41]. À titre d'exemple, des travailleurs dans les usines de transformation de crabe des neiges peuvent développer une sensibilité au crabe et éprouver des symptômes respiratoires et cutanés.

Des réactions ont aussi été rapportées chez des patients très sensibles dans d'autres environnements : une personne allergique aux poissons et fruits de mer qui se retrouve dans un restaurant de fruits de mer, une personne allergique aux œufs qui côtoie une personne qui fait cuire des œufs brouillés[42]. La cuisson de l'aliment semble jouer ici un rôle important dans le fait que des protéines se retrouvent dans l'air ambiant.

On a aussi identifié des protéines d'arachide dans des filtres de ventilation des avions où l'on avait distribué des sachets d'arachides aux passagers en guise de collation. On a ainsi démontré que, dans un endroit fermé comme une cabine d'avion où l'air est pressurisé et où plusieurs passagers ouvrent leur sachet d'arachides en même temps, une grande quantité de protéines d'arachide peut se retrouver en suspension dans l'air ambiant et causer des réactions respiratoires si elles sont inhalées par des personnes très sensibles[43]. Ainsi, des allergènes alimentaires en suspension dans l'air peuvent induire des problèmes respiratoires chez des patients asthmatiques et allergiques à des aliments lorsque ces protéines allergènes sont inhalées[44]. Pour ces personnes, l'élimination de ces allergènes dans leur diète devrait être accompagnée de mesures visant aussi à éviter leur présence dans l'air ambiant.

Il faut toutefois demeurer prudent à ce sujet puisque ces réactions sont plutôt exceptionnelles et ne s'appliquent qu'à une petite partie de la population allergique. Les spécialistes hésitent donc à généraliser l'approche et les recommandations. Chaque cas doit donc être évalué individuellement par un allergologue qui déterminera à l'aide d'un questionnaire rigoureux si la réaction est causée par un réflexe conditionné (comme celle des chiens de Pavlov) ou par l'inhalation de protéines en suspension dans l'air. Il faudra par la suite prouver l'allergie à l'aliment en question, à l'aide des tests diagnostiques usuels.

En conclusion, la réaction à l'odeur des aliments est possible lorsqu'elle est causée par l'inhalation de protéines d'aliments rendues volatiles par la cuisson, la mouture ou la pulvérisation. Elle semble cependant être l'exception plutôt que la règle et se limite habituellement à des symptômes respiratoires sans nécessairement impliquer plusieurs systèmes de l'organisme.

Bien que l'on ait rapporté des réactions à des allergènes en suspension dans l'air, le risque de mettre la vie du patient en danger à la suite de la cuisson des aliments est beaucoup plus faible que les risques liés à l'ingestion de l'aliment[45]. Si une telle réaction survient, elle devrait être évaluée par un allergologue qui pourra confirmer les risques et suggérer les mesures d'évitement à prendre.

4. Peut-on réagir s'il y a contact d'un aliment avec la peau?

Une récente étude américaine a tenté de reproduire des situations où un enfant pourrait avoir un contact cutané avec du beurre d'arachide ou le sentir. Le résultat a démontré qu'un contact passager de la peau intacte avec le beurre d'arachide et qu'une odeur de beurre d'arachide ne constituent pas un risque significatif de réactions allergiques graves[46]. Bien que les chercheurs espèrent que les résultats de leur étude arrivent à vaincre les inquiétudes des familles avec des enfants allergiques à l'arachide, ils ont tenu à préciser que la même quantité de beurre d'arachide qui, au toucher, induit une réaction locale pourrait être cause d'anaphylaxie si elle était transférée à la bouche et ingérée. Dans cette optique, la prudence s'impose et les mesures préventives doivent continuer à être appliquées dans tous les milieux qui accueillent les personnes allergiques.

5. Une personne allergique aux noix doit-elle exclure la noix de muscade et la noix de coco de son alimentation?

Théoriquement, la noix de muscade et la noix de coco sont des noix[47]. Malgré cela, elles ne sont toutefois pas considérées comme des aliments prioritaires au Canada[48]. La noix de coco est le fruit du cocotier, et la muscade provient des graines d'un arbre tropical. Elles ne sont généralement pas exclues de l'alimentation d'une personne allergique aux noix, à moins bien sûr d'avoir une allergie déclarée à un de ces produits. Si, cependant, elles sont présentes dans la formulation d'un produit, leur nom devra apparaître sur la liste des ingrédients. La muscade étant toutefois une épice, elle pourrait devenir un allergène caché sous des appellations telles que: assaisonnements ou épices.

6. L'huile de friture peut-elle être dangereuse pour une personne allergique?

Plusieurs restaurants et services alimentaires utilisent les huiles végétales pour frire leurs aliments. L'inquiétude des consommateurs allergiques ne devrait pas se limiter au type d'huiles utilisées, mais devrait aussi tenir compte de la possibilité que des protéines allergènes venant des produits qu'on a fait frire puissent se retrouver dans l'huile et contaminer les fritures subséquentes. Bref, il faut se souvenir qu'une huile qui a déjà servi à cuire des aliments, quels qu'ils soient, contient des résidus de protéines et est donc contaminée[49]. Cela pourrait causer des problèmes aux plus sensibles. Comme les connaissances actuelles ne permettent pas de statuer sur des recommandations claires et précises à ce sujet, il est préférable de jouer la carte de la prudence.

7. Doit-on bannir les arachides (ou les autres allergènes) des écoles et services de garde?

D'entrée de jeu, il faut reconnaître qu'un enfant ne peut assumer à lui seul la gestion de ses allergies et de son environnement. Il doit en tout temps pouvoir compter sur l'aide des adultes qui l'entourent pour y parvenir. Il faut donc mettre en place des stratégies pour lui assurer un environnement sécuritaire. Et l'isoler n'est certainement pas la meilleure solution.

Lorsque les recommandations pour interdire les arachides ont été mises de l'avant en 1995, les connaissances au sujet des allergies alimentaires et de l'anaphylaxie étaient rudimentaires, la compréhension publique quant à ce phénomène était embryonnaire, et l'on venait de vivre quelques décès d'enfants causés par des réactions allergiques à l'arachide[50].

Il faut reconnaître que l'élimination des arachides alors préconisée n'était pas l'unique solution envisagée pour prévenir les réactions allergiques. Force est d'admettre qu'à elle seule cette mesure n'offre aucune garantie et peut certainement générer un faux sentiment de sécurité. De plus, sa pertinence à long terme est discutable car, inévitablement, l'enfant devra un jour vivre avec des allergènes autour de lui. Que fera un enfant allergique à l'arachide si, après avoir évolué dans un milieu sans arachide durant toute son enfance, il se retrouve tout à coup au secondaire où l'encadrement risque d'être moins rigide, ou lorsqu'il ira déjeuner seul chez un ami ou dans un restaurant où il y a des arachides? Les stratégies d'encadrement devraient idéalement viser à le préparer à devenir autonome pour gérer son problème de santé.

Au Québec, nous avons le privilège de pouvoir compter sur un réseau d'infirmières scolaires qui ont des responsabilités envers les jeunes vivant avec une allergie alimentaire. Le mandat des infirmières en milieu scolaire est de procéder à l'évaluation et à l'orientation des jeunes de même qu'à l'évaluation de l'efficacité des interventions. Les infirmières doivent aussi former les membres du personnel afin que ceux-ci puissent reconnaître les signes et symptômes et qu'ils puissent utiliser l'adrénaline de façon autonome en situation d'urgence. Ainsi, en collaboration avec ces professionnelles de la santé, chaque milieu devrait mettre en place un protocole de gestion des allergies alimentaires supervisé par la direction. Il est possible de bien encadrer la présence d'allergènes dans les écoles par l'application de mesures bien précises pour:

- L'accueil des enfants.
- L'application d'un plan d'intervention d'urgence personnalisé pour chaque enfant allergique.
- La prévention de l'exposition accidentelle à des allergènes au quotidien.
- L'éducation.

Au lieu de favoriser l'élimination de certains aliments, serait-il possible de se concentrer sur l'éducation et l'application de mesures moins radicales? Si chaque milieu faisait appliquer des stratégies préventives de façon rigoureuse (lavage des mains avant et après les repas pour tous les enfants, politique de non-partage d'aliment, nettoyage systématique des aires de repas, etc.), et garantissait que tout son personnel a reçu une formation sur la gestion de l'anaphylaxie (reconnaissance des symptômes, maîtrise de l'auto-injecteur d'épinéphrine), le besoin d'éliminer des allergènes de l'environnement des enfants allergiques serait-il encore nécessaire ? Bien que certaines écoles y soient parvenues, on ne peut malheureusement pas affirmer que cette situation est généralisée à l'ensemble des milieux qui accueillent des jeunes au Québec.

Dans certains milieux, des interdictions bien précises peuvent être nécessaires relativement au jeune âge des enfants. Ainsi, les services de garde qui accueillent des enfants de 0 à 5 ans et qui doivent offrir aux enfants allergiques des repas sans allergènes n'ont souvent d'autres choix que de limiter la présence de ces allergènes pour garantir un meilleur contrôle. Une attention spéciale devrait aussi être accordée aux jeunes du préscolaire et des premières années du primaire, qui ne peuvent assumer seuls la gestion de leur environnement. De plus, chez les enfants plus âgés, il y a toujours des cas d'exception qui devraient être validés médicalement, gérés en collaboration avec l'allergologue traitant, et faire partie de mesures exceptionnelles plutôt que générales. Par exemple, certains enfants pourraient nécessiter des mesures d'encadrement plus importantes s'ils sont sensibles aux vapeurs provoquées par la cuisson de certains allergènes comme les poissons ou les fruits de mer.

8. Que nous réserve l'avenir en ce qui a trait à la recherche et aux nouveaux traitements ?

L'allergie alimentaire et l'anaphylaxie ne sont peut-être pas des conditions physiques apparentes, mais elles affectent indiscutablement la qualité de vie des personnes affectées et de leur entourage. Le XXe siècle a permis de mieux comprendre une partie importante de la mécanique sous-jacente aux réactions allergiques. Toutefois, il reste beaucoup de zones inexplorées à découvrir. À cet égard, le XXIᵉ siècle apporte sa manne d'espoir à travers les nombreux projets de recherche en cours. Les chercheurs travaillent à des projets visant à démêler et à comprendre la complexité des mécanismes impliqués dans les réactions allergiques qui se traduiront, au cours des années, par différents essais thérapeutiques sur des personnes allergiques. Les questions suivantes font état de quelques récentes découvertes et des projets prometteurs en cours.

9. Peut-on savoir si une personne allergique est plus à risque qu'une autre de présenter une réaction anaphylactique grave ?

Malheureusement, les connaissances actuelles ne nous permettent pas d'identifier précisément les individus qui sont les plus à risque de présenter des réactions pouvant mettre leur vie en danger. Cependant, une lueur d'espoir est récemment apparue et pourrait guider les spécialistes vers une réponse à cette question. En tentant de mieux comprendre les mécanismes intervenant dans les réactions allergiques graves, les scientifiques ont découvert qu'un important facteur (facteur d'activation des plaquettes - FAP) est libéré lors de réactions allergiques. Ce facteur joue un rôle important lors d'épisodes d'anaphylaxie chez les animaux. Une enzyme appelée acetylhydrolase neutralise ce facteur (le FAP) et permettrait de diminuer la sévérité des symptômes d'anaphylaxie. Une étude canadienne a démontré qu'une faible activité de cette enzyme était étroitement associée à des réactions anaphylactiques plus sévères chez des patients allergiques aux arachides. Cette étude présente une piste intéressante pour le développement éventuel d'un médicament contre les allergies potentiellement mortelles[51].

10. Pouvons-nous désensibiliser les personnes allergiques à des aliments?

L'immunothérapie (aussi appelée désensibilisation) est une méthode reconnue et éprouvée dans le traitement des allergies saisonnières (pollen) et des allergies aux insectes. L'immuno-thérapie, contrairement aux médicaments antiallergie, offre un effet thérapeutique à long terme. Pour procéder, on injecte de très faibles doses croissantes de l'allergène dans les tissus sous-cutanés du patient afin d'induire une tolérance et le rendre moins sensible. Bien que tentée à quelques reprises, cette forme de désensibilisation chez des personnes souffrant d'allergies alimentaires représente trop de risques pour justifier son utilisation à grande échelle.

Toutefois, un projet de désensibilisation à l'arachide à l'aide d'injections sous-cutanées effectuées sous haute surveillance médicale a démontré des résultats encourageants. Les cher-cheurs sont d'avis que cette forme de désensibilisation pourrait être efficace pour amener une tolérance à l'arachide et éven-tuellement permettre au patient d'en manger en toute sécurité. Soucieux de la sécurité des patients, les spécialistes suggèrent cependant que des extraits d'arachide modifiés génétiquement pour neutraliser leur pouvoir allergène soient dorénavant utilisés pour ce type d'études[52].

11. Comment le génie génétique peut-il apporter de l'espoir aux personnes allergiques?

Les réactions allergiques sont causées par les protéines des aliments. Si on voulait illustrer une protéine alimentaire, on utiliserait un collier de perles de différentes couleurs, où chaque perle représenterait une portion de protéine appelée « acide aminé », et chaque couleur un acide aminé différent. Les caractéristiques d'une protéine sont déterminées à la fois par le nombre d'acides aminés qui la composent et par la séquence de leur attachement les unes aux autres. Le système immunitaire est tellement précis et sélectif que si, par exemple, on modifie juste un tout petit peu le type d'acides aminés qui compose la protéine ou leur enchaînement dans le collier, il pourrait ne plus reconnaître la protéine responsable de l'allergie comme une protéine ennemie. C'est cette constatation qui a amené les scientifiques à vouloir modifier certaines protéines responsables de réactions allergiques afin de les rendre inoffensives. Or, les protéines alimentaires prennent leur origine dans les gènes des aliments. Les recherches sur les gènes des aliments ont jusqu'ici permis d'identifier la structure de nombreuses protéines alimentaires responsables des allergies, et le génie génétique a permis de manipuler des gènes à l'origine de certaines protéines alimentaires afin de transformer ces dernières et de leur enlever leur pouvoir de déclencher la réaction allergique. On a ainsi réussi à modifier des protéines d'arachide, d'œuf, de fruits de mer et de nombreux autres aliments afin de les rendre inoffensives et de les utiliser lors de divers traitements expérimentaux de désensibilisation[53].

On garde aussi l'espoir que des aliments hypoallergènes, par exemple une arachide dont la protéine a perdu son pouvoir allergisant, pourraient éventuellement être développés et consommés sans danger par les personnes allergiques. Comme nous n'en sommes encore qu'au stade expérimental de leur développement et que beaucoup d'autres variables comme la contamination devront être contrôlées lors de leur production et de leur manipulation, de nombreuses années pourraient s'écouler avant que de tels aliments arrivent en épicerie.

Un autre projet encore très expérimental est le développement d'un vaccin rectal contenant des protéines d'arachide modifiées génétiquement, qui pourrait bientôt être utilisé lors d'essais cliniques chez des enfants dans le but de traiter leur allergie alimentaire. L'administration du vaccin par voie rectale présente certains avantages pour la population pédiatrique, car cette technique est moins invasive et moins traumatisante que des injections sous-cutanées pour les jeunes enfants.

On considère actuellement ce traitement comme l'approche la plus sécuritaire pour d'éventuelles études de désensibilisation chez l'humain[54]. De nombreuses années de recherches seront cependant encore nécessaires afin de valider la sécurité et confirmer l'efficacité de ce traitement à long terme.

12. Existe-t-il des médicaments qui bloquent l'action des anticorps IgE à l'origine des réactions anaphylactiques?

Les recherches en immunologie ont permis de développer un anticorps synthétique, un anti-IgE, appelé Xolair®, qui bloque l'anticorps IgE naturel responsable des réactions allergiques. En bloquant son action, on empêche le déclenchement de la cascade de réactions à la base des réactions anaphylactiques. Un anti-IgE existe déjà pour le traitement de l'asthme allergique chez les adultes et apporte d'excellents résultats.

On a démontré que l'administration de cet anticorps synthétique, sous forme d'injections répétées à des patients allergiques à l'arachide, leur a permis, après plusieurs mois, de consommer des arachides sans manifester de réaction allergique, leur procurant ainsi un filet de sécurité en cas d'absorption accidentelle. Les essais cliniques plus poussés ont malheureusement été interrompus en 2006 à la suite de réactions graves survenues lors de tests chez certains patients participant à ces projets d'étude. On tente actuellement de revoir le protocole afin de reprendre les essais cliniques sur ce traitement très prometteur.

On croit que ce traitement anti-IgE pourrait éventuellement être utilisé pour tous les patients présentant une allergie dépendante des IgE, sauf qu'il nécessiterait vraisemblablement des injections répétées à intervalles réguliers et de façon indéfinie[55]. Bien qu'à long terme un tel traitement puisse s'avérer extrêmement dispendieux, on pense que, pour une courte période, il pourrait servir à diminuer la réactivité d'un patient et ainsi permettre de procéder à une désensibilisation avec des allergènes non génétiquement modifiés, minimisant ainsi le risque de déclencher des effets secondaires sévères et non désirés[56].

13. Existe-t-il des médicaments naturels qui peuvent traiter des allergies alimentaires?

Des mélanges de racines et fruits utilisés depuis des siècles en Chine sur des humains pour traiter l'asthme et les allergies environnementales pourraient contrecarrer les réactions anaphylactiques. On a testé l'effet d'un mélange de ces herbes (Food Allergy Herbal Formula - FAHF) sur des souris, ce qui a permis la neutralisation complète du processus anaphylactique chez les souris allergiques à l'arachide, sans effet toxique sur les reins et le foie[57]. Une étude est en cours pour comprendre l'effet de ces herbes chinoises et explorer leurs mécanismes d'action dans le traitement de l'allergie alimentaire chez les humains.

14. Des recherches pour améliorer le diagnostic des allergies alimentaires existent-elles?

Il existe des tests en développement qui semblent très prometteurs et qui pourraient éventuellement compléter l'arsenal des spécialistes en allergie pour le diagnostic des hypersensibilités alimentaires non dépendantes des anticorps IgE.

À titre d'exemple, les timbres cutanés (« Patch Tests ») sont utilisés pour le diagnostic de réaction d'hypersensibilité où les IgE ne sont pas impliqués. On applique sur la peau un timbre cutané contenant un extrait de l'allergène et on le laisse en place 48 heures. On observe la réaction sous le timbre 20 minutes après l'avoir enlevé et 72 heures plus tard pour une évaluation finale. Un érythème et une enflure confirment une réaction positive. Des études ont été menées pour évaluer l'utilisation des timbres cutanés chez des enfants présentant une allergie au lait dans laquelle les anticorps IgE ne sont pas impliqués. Toutefois, cette méthode est encore en développement. Un besoin de standardisation des agents réactifs et des méthodes d'interprétation des résultats est nécessaire[58].

15. Qui peut participer à des projets de recherche?

L'Université McGill a développé un registre pour les personnes de tout âge allergiques à l'arachide. Cette base de données permet de recruter des candidats allergiques à l'arachide pour des projets d'études en cours ou à venir. Des projets comme le développement de nouveaux tests diagnostiques, le suivi de l'évolution de l'allergie à l'arachide ou l'identification de facteurs génétiques associés au développement de l'allergie à l'arachide ne sont que quelques exemples des projets associés à ce registre. Si vous désirez obtenir plus d'information ou vous inscrire au registre pour éventuellement participer à des protocoles de recherche, vous êtes invités à communiquer, sans obligation de votre part, avec les responsables à l'adresse suivante : *peanut. registry@epimgh.mcgill.ca.*

Un registre de personnes allergiques au sésame a aussi été développé, et toutes les personnes qui ont reçu un diagnostic d'allergie au sésame, quel que soit leur âge, sont invitées à s'y inscrire, sans obligation, en communiquant avec la personne responsable à l'adresse suivante: *sesame.registry@ epimgh.mcgill.ca.*

Les nouvelles approches thérapeutiques comme les anti-IgE, les herbes chinoises et les vaccins contre les allergies alimentaires suscitent beaucoup d'intérêt. On croit qu'elles vont certainement permettre un jour de guérir les allergies alimentaires et de prévenir l'apparition des allergies chez les enfants à risque. Les nouvelles pistes d'études devront toutefois être étudiées de façon très rigoureuse afin d'évaluer les risques d'effets secondaires à court et à long termes. Même si plusieurs années de recherches seront encore nécessaires avant de voir se concrétiser les plus grands espoirs, les pistes de recherche sont nombreuses, sérieuses et très prometteuses. D'ici là, l'espoir doit demeurer au rendez-vous pour les personnes affectées par des allergies alimentaires pour qui il n'existe actuellement aucun traitement pour vaincre leur problème.

RÉFÉRENCES

1   REDDY (S.). *Latex Allergy*, American Academy of Family Physician, www.aafp.org/afp/980101ap/reddy.html.

2   OWNBY (D.R.) « A history of latex allergy » *Journal of Allergy and Clinical Immunology*, 2002 (Aug),110(2 suppléments) : S27-32.

3   LIEBERMAN (P.) et al. « The Diagnosis and Management of anaphylaxis : An updated practice parameter » *Journal of Allergy and Clinical Immunology*, 2005, 115, S483-523.

4   REDDY (S.). *Op. cit.*

5   NOWAK-WEGRZYN (A.) *Clinical manifestations of oral allergy syndrome (pollen-food allergy syndrome)*, www.uptodate.com, dernière mise à jour mai 2007.

6   LIEBERMAN (P.) et al. *Op. cit.*

7   LIEBERMAN (P.) et al. *Op. cit.*

8   *Ibid.*

9   ZARKADAS (M.), SCOTT (F. W.), SALMINEN (J.), HAM PONG (A.). « Common Allergenic Foods and Their Labelling in Canada - A Review », *Canadian. Journal of Allergy & Clinical Immunology*, 1999, 4(3), p. 118-141.

10 DeMONTIGNY (C.). « Le port des gants de latex lors de la manipulation des aliments », *Les Mets Sages, 2007*, 17(1).

11 BURKS (W.). *Clinical manifestations of food allergy*, www.uptodate.com/home/store/index.do.

12 *Ibid.*; SICHERER (S. H.). *Seafood allergies : Fish and shellfish*, www.uptodate.com.

13 SAMSON (H. A.). « Anaphylaxis and Emergency Treatment » 2003, *Pediatrics* 111 (6), p. 1601-1608 (supplément); LIEBERMAN (P.) et al. *Op. cit.*

14 LIEBERMAN (P.) et al. *Op. cit.*

15 GOLDEN (D.). « Insect Sting Anaphylaxis », *Immunology and Allergy Clinics of North America*, 2007, 27 (2), p. 261–272.

16 www.epipen.com/causes_insects.aspx.

17 Commission de la sécurité et santé au travail du Québec. *Gare aux insectes piqueurs*, www.csst.qc.ca/NR/rdonlyres/D2097DF8-2AF5-4867-A7D8-09053F70F195/1428/dc_200_16185.pdf.

18 GOLDEN (D.). *Op. cit.*

19 *Ibid.*

20 *Ibid.*

21 Commission de la sécurité et santé au travail du Québec. *Op. cit.*;
Insectarium de Montréal, Hôpital Sainte-Justine, Ville de Montréal et
Université de Montréal. *Gare au dard! Tout ce que vous devez savoir
pour apprécier, reconnaître et vous protéger des guêpes, des abeilles et
des bourdons!. (Dépliant)*

22 Commission de la sécurité et santé au travail du Québec. *Op. cit.*

23 GOLDEN (D.). *Op. cit.*

24 www.epipen.com/causes_insects.aspx; CLARK (S.), LONG (A. A.),
GAETA (T. J.), CAMARGO (C. A.). « Multicenter study of emergency
department visits for insect sting allergies », *Journal of Allergy and
Clinical Immunology*, 2005,116(3), p. 643-649.

25 GOLDEN (D.). *Op. cit.*; CARON (André). Présentation sur les allergies
aux insectes, Allergologues du Québec, www.allerg.qc.ca.

26 www.epipen.com/causes_insects.aspx.

27 Agence canadienne d'inspection des aliments,
www.inspection.gc.ca/francais/fssa/concen/tipcon/oralf.shtml.

28 NOWAK-WEGRZYN (A.). *Clinical manifestations of oral allergy
syndrome (pollen-food allergy syndrome)*, www.uptodate.com.

29 *Ibid.*; SICHERER (S. H.). «Current reviews of Allergy & Clinical Immunology: Clinical implication of cross-reactive food allergens »,
Journal of Allergy and Clinical Immunology, 2001, 108(6), p. 881-890.

30 NOWAK-WEGRZYN (A.). Op. cit.; SICHERER (S. H.). «Current reviews
of Allergy & Clinical Immunology: Clinical implication of cross-reactive
food allergens », *Op. cit.*

31 Agence canadienne d'inspection des aliments. Op. cit.; CHAPMAN (J.
A.), BERNSTEIN (I. L.), LEE (R. E.), OPPENHEIMER (J.) et al. « Food Allergy: a practice parameter », Annals of Allergy, Asthma & Immunology,
2006, 96, S1-S68.

32 NOWAK-WEGRZYN (A.). *Op. cit.*

33 SICHERER (S. H.). «Current reviews of Allergy & Clinical Immunology:
Clinical implication of cross-reactive food allergens », *Op. cit.*

34 Agence canadienne d'inspection des aliments. *Op. cit.*

35 SICHERER (S. H.). « Clinical aspects of Gastrointestinal Food Allergy in
Childhood », *Pediatrics*, 2003, 111(6), (supplément) p. 1609-1616;
SICHERER (S. H.). «Current reviews of Allergy & Clinical Immunology:
Clinical implication of cross-reactive food allergens », *Op. cit.*.

36 NOWAK-WEGRZYN (A.). *Op. cit.*; SICHERER (S. H.). «Current reviews of Allergy & Clinical Immunology : Clinical implication of cross-reactive food allergens », *Op. cit.*; SICHERER (S. H.). « Clinical aspects of Gastrointestinal Food Allergy in Childhood », *Pediatrics*, 2003, 111(6), (supplément) p. 1609-1616.

37 SICHERER (S. H.). « Clinical aspects of Gastrointestinal Food Allergy in Childhood », *Op. cit.*

38 REDDY (S.). *Op. cit.*; SICHERER (S. H.). «Current reviews of Allergy & Clinical Immunology : Clinical implication of cross-reactive food allergens », *Op. cit.*

39 Adaptation d'un tableau tiré de : SICHERER (S. H.). « Clinical implication of cross-reactive food allergens », *Op. cit.*

40 YOUNG (M. C.). « *Common beliefs about peanut allergy : facts or fiction* » dans « Food Allergy News » (Food Allergy and Anaphylaxis Network), traduit et adapté pour *Les Mets Sages*, vol. 15 no 4, hiver 2005.

41 CHAPMAN (J. A.), BERNSTEIN (I. L.), LEE (R. E.), OPPENHEIMER (J.) et *al. Op. cit.*

42 SAMPSON (H. A.). « Food Allergy. Part 2 : Diagnosis and management », *Journal of Allergy and Clinical Immunology*, 1999, 103(6), p. 981-989.

43 *Ibid.*; SICHERER (S. H.), FURLONG (T. J.), DeSIMONE (J.), SAMPSON (H. A.). « Reported allergic reactions to peanut on commercial airliners », *Journal of Allergy and Clinical Immunology*, 1999, 103, p. 186-189.

44 ROBERTS (G.), GOLDER (N.), LACK G. « Bronchial challenges with aero-solized food in asthmatic food-allergic children », *Allergy*, 2002, 57(8), p. 713-717.

45 American Academy of Allergy, Asthma and Immunology (AAAAI), www.aaaai.org/media/resources/academy_statements/position_statements/ps34.asp.

46 SIMONTE (S. J.), MA (S.), MOFIDI (S.), SICHERER (S. H.), « Relevance of casual contact with peanut butter in children with peanut allergy », *Journal of Allergy and Clinical Immunology*, 2003, 112(1), p. 180-182.

47 TAYLOR (S. L.), HEFLE (S. L.). « Food allergen labeling in the USA and Europe », Current Opinion Allergy and Clinical Immunology, 2006, 6, p. 186-190

48 Agence canadienne d'inspection des aliments. www.inspection.gc.ca/francais/fssa/labeti/allerg/nutnoif.shtml. *Op. cit.*

49 ZARKADAS (M.), SCOTT (F. W.), SALMINEN (J.), HAM PONG (A.). *Op. cit.*

50 GOLD (M.), SUSSMAN (G.), LOUBSER (M.), BINKLEY (K.). « Anaphylaxis in schools and other childcare setings. *Canadian Journal of Allergy and Clinical Immunology,* 1996, p. 4-11. Aussi offert en version française sous le titre : *L'anaphylaxie à l'école et dans d'autres établissements et services pour enfants.*

51 VADAS (P.) et *al.* «Platelet-Activating-Factor, PAF Acetylhydrolase, and Severe Anaphylaxis », *New England Journal of Medicine,* 2008, 358(1), p. 28-35

52 NOWAK-WEGRZYN (A.). « New Perspectives for Use of Native and Engineered Recombinant Food Proteins in Treatment of Food Allergy », *Immunology and Allergy Clinics of North America,* 2007, 27(1), p. 105-127.

53 *Ibid.*

54 *Ibid.*

55 NOWAK-WEGRZYN (A.). « Future Approaches to Food Allergy », *Pediatrics,* 2003, 111(6), p. 1672-1680.

56 SAMPSON (H. A.). *Op. cit.*

57 NOWAK-WEGRZYN (A.). « Future Approaches to Food Allergy », *Op. cit.*

58 *Ibid.*

RESSOURCES UTILES

Regroupement de consommateurs allergiques

Recevoir un diagnostic d'allergie alimentaire grave peut s'avérer bouleversant sur le plan émotif, et la personne pourrait avoir de la difficulté à retenir l'information qui lui est transmise. Le médecin traitant peut amorcer la démarche d'enseignement à sa clinique, mais il serait illusoire de s'attendre à ce que toute la matière puisse être couverte et assimilée en si peu de temps. À cet égard, les groupes de soutien en allergie peuvent jouer un rôle non négligeable en proposant des outils et des ressources éducatives.

Pour une personne allergique ou pour les membres de son entourage, joindre un regroupement d'individus allergiques peut présenter de nombreux bénéfices.

Les regroupements crédibles s'expriment en votre nom et au nom de toutes les personnes allergiques. Ils travaillent habituellement main dans la main avec les spécialistes et font des représentations auprès des instances gouvernementales. Ils développent des outils éducatifs et préventifs, proposent différentes ressources pour vous aider à affronter le quotidien et peuvent à l'occasion orienter les chercheurs dans leurs travaux. Voici les coordonnées des principaux regroupements :

Association québécoise des allergies alimentaires:
www.aqaa.qc.ca

Association d'information sur les allergies et l'asthme:
www.aaia.ca

Anaphylaxis Canada : www.anaphylaxis.ca
(en anglais seulement)

Food Allergy and Anaphylaxis Network (FAAN):
www.foodallergy.org (en anglais seulement)

**Site Internet et blogue francophones
sur les allergies alimentaires**

www.dejouerlesallergies.com
www.aproposdesallergiesalimentaires.blogspot.com/

Organismes médicaux

Le site Internet de l'Association des allergologues et immunologues du Québec (AAIQ) a une section pour le public, qui
offre une foule de renseignements sur toutes les formes d'allergies: www.allerg.qc.ca

Société canadienne d'allergie et d'immunologie clinique:
www.csaci.medical.org et www.allergyfoundation.ca
(majoritairement en anglais)

American Academy of Allergy, Asthma & Immunology:
www.aaaai.org (en anglais seulement)

Outils utiles

Toutes les compagnies qui proposent des identifications
médicales n'offrent pas toutes les mêmes services. Certaines
se démarquent des autres par la complémentarité des services
offerts. MedicAlert® en est un bel exemple. Ainsi, peu importe
où se trouve le membre MedicAlert® dans le monde, ses renseignements médicaux sont instantanément disponibles pour
les professionnels de la santé dans plus de 100 différentes lan-
gues, au moyen d'une ligne d'urgence MedicAlert® 24 heures.
En donnant le numéro d'identification du membre inscrit au dos
du bracelet ou du pendentif au service d'urgence 24 heures, les
premiers répondants et les professionnels de la santé peuvent
obtenir des renseignements médicaux supplémentaires relatifs
aux problèmes de santé, aux médicaments, aux prothèses et aux
appareils, et obtiennent également les coordonnées du médecin
traitant et des proches à joindre en cas d'urgence. Pour plus d'information, visitez le site www.medicalert.ca.

Lectures recommandées

Le guide Anaphylaxie à l'école et dans d'autres milieux, publié par la Société canadienne d'allergie et d'immunologie clinique en 2005, est offert par les différentes associations de consommateurs allergiques, et les principaux renseignements contenus dans ce guide sont accessibles sur Internet : www.securite-allergie.ca. Dans sa section « Outils et info », le site offre un exemple de plan de traitement et de fiche d'identification pour l'enfant allergique, qui peut être téléchargé gratuitement. On peut aussi y télécharger des exemples de lettres à adresser aux parents des enfants qui fréquentent le même milieu que l'enfant allergique.

Autre lecture intéressante : L'anaphylaxie : guide à l'intention des commissions et conseils scolaires. Ce document a été préparé par l'Association canadienne des commissions et conseils scolaires et Santé Canada. Il peut être téléchargé à partir du site www.cdnsba.org/publications/publications.php.

Les organismes de réglementation ont préparé de nombreux documents d'information à l'usage des consommateurs. Ces documents reprennent les grandes lignes du Règlement sur les aliments et drogues.

Des dépliants portant sur chacun des allergènes prioritaires sont accessibles auprès des instances gouvernementales et des regroupements de consommateurs allergiques. Ces dépliants peuvent aussi être téléchargés à partir de l'adresse suivante: www.inspection.gc.ca/francais/fssa/labeti/allerg/allergf.shtml.

L'information complète sur le Règlement sur les aliments et drogues est accessible sur les sites Internet de Santé Canada, www.hc-sc.gc.ca/fn-an/label-etiquet/allergen/index_f.html et de l'Agence canadienne d'inspection des aliments (ACIA): www.inspection.gc.ca.

Le site Internet de l'ACIA affiche les rappels d'aliments qui peuvent présenter un risque pour les consommateurs canadiens. Beaucoup de ces rappels ont trait à la présence non déclarée d'allergènes dans certains aliments. Les consommateurs allergiques qui désirent connaître ces produits peuvent visiter le site suivant : www.inspection.gc.ca/francais/corpaffr/recarapp/recaltocf.shtml.

Les consommateurs allergiques qui le désirent peuvent s'inscrire sur le site de l'ACIA afin de recevoir les avis de rappels d'aliments relatifs aux différents allergènes alimentaires : www.inspection.gc.ca/francais/tools/listserv/listsubf.shtml?foodrecalls_rappelsaliments.

Pour les voyageurs :

Sites Internet d'intérêt pour connaître le numéro d'urgence des différents pays :

www.sccfd.org/travel.html
www.911dispatch.com/911/911_world.html

Un outil indispensable : si vous voyagez dans un pays européen et que vous devez choisir des denrées alimentaires en consultant les listes d'ingrédients, ou si vous devez faire un choix sur un menu en langue étrangère, sachez qu'il existe un dictionnaire des allergènes à l'adresse Internet suivante : www.ecc-kiel.de/EVZkiel/food-infos/allergies/allergies-pdf/allergy_F-I.pdf.

Ce site vous offre une traduction des principaux allergènes alimentaires ainsi que les principales règles d'étiquetage en vigueur dans le pays visité. Vous pourrez composer une carte personnalisée comprenant les principaux mots-clés des ingrédients à éviter, dans la langue de votre choix, parmi 25 différentes possibilités, et la glisser dans votre portefeuille afin de toujours l'avoir à portée de main. Par exemple, si vous parlez français et que vous voyagez en Grèce, vous aurez accès à la traduction grecque des principaux allergènes en cliquant sur le point de la grille où se fait le croisement entre le drapeau de la France et celui de la Grèce.

Des sites Internet vous offrent, à faible coût, la possibilité de créer une carte d'allergie alimentaire discrète, qui s'insère dans un portefeuille et qui permet d'informer votre interlocuteur étranger de votre condition. Il est possible de la faire traduire dans la langue de votre choix à partir de votre langue maternelle.

www.allergytranslation.com
www.selectwisely.com

Pour les personnes voyageant avec Air Canada, une liste des ingrédients des collations proposées à bord peut être consultée, à titre d'information uniquement, sur le site de la compagnie: www.aircanada.com/fr/travelinfo/onboard/dining/nutritional. html.

Pour les sorties au restaurant

Cartes personnalisées : Plusieurs outils sont maintenant offerts aux consommateurs allergiques qui désirent fréquenter des restaurants et services alimentaires. Il existe des cartes d'allergie de la taille d'une carte professionnelle qui détaillent le nom et les allergies du client avec un rappel pour éviter que ces allergènes ne se retrouvent dans le repas du client. La carte est gratuite, mais en anglais seulement, sur le site www.foodallergybuddy.com.

Autocollants : Vous pouvez aussi préimprimer des auto-collants de couleur qui affichent vos allergies. Vous pourrez remettre ces autocollants au serveur afin qu'il puisse en coller un sur la feuille de commande et la transmettre au chef en guise d'avertissement et de rappel. Une version anglaise est disponible sur Internet à l'adresse suivante : www.allernotes.com.

Pour les adolescents

Visitez le site www.securite-allergie.ca, sous l'onglet « Les jeunes ». Pour les ados qui comprennent l'anglais, le Food Allergy and Anaphylaxis Network a un site destiné aux adolescents ayant des allergies alimentaires: www.fanteen.org.

REMERCIEMENTS

Ce livre est un projet que je caressais depuis plusieurs années. Sans le savoir, ma fille Justine a été l'élément déclencheur de ce magnifique projet en me mettant au défi de réaliser mon rêve. J'espère l'avoir convaincue qu'aucun projet n'est impossible si on y met le plaisir et l'effort! J'ai aussi une pensée toute spéciale pour mon merveilleux mari, Pierre, qui a accepté de me soutenir dans ce projet, de respecter mon rythme, de relire et de commenter certains passages, ainsi que pour mes deux garçons, Olivier et Félix-Antoine.

L'accès à la documentation et à la littérature scientifique a été facilité par la collaboration exceptionnelle de certaines personnes, envers qui je voudrais manifester une infinie reconnaissance : Céline Dupont, Dre Marie-Josée Francœur, mon fidèle ami Dr Serge Mayrand et Tineke Timmerman.

Je voudrais aussi remercier les personnes qui m'ont offert un soutien et une générosité extraordinaires grâce au partage de leurs commentaires, de leurs expériences personnelles ou professionnelles: Dr Reza Alizadehfar, Geneviève Arseneault, Johanne Chartrand, Jonathan Guillemette, Lucie Richard, Dre Danielle Taddeo, Isabelle Toupin, Marie-Sylvie Trottier.

J'en profite pour saluer mes ex-collaborateurs de l'AQAA, mon complice et ami Normand Therrien, Josée Martin, Lucie Nadeau, Huguette Viau, Monique Sergerie, Chantal De Montigny, Marie-Josée Filteau, Valérie Leung ainsi que les bénévoles et collaborateurs qui, au fil des années, ont cheminé avec moi et partagé ma vision et ma passion pour le sujet. Un merci spécial au Dr Samuel Godefroy de Santé Canada, pour la vision et l'amitié.

Finalement, un gros merci à mon éditrice, Sylvie Latour, et à mon œil de lynx, Sophie Sainte-Marie, qui m'ont accompagnée et guidée tout au long du processus avec le plus grand respect.

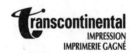

IMPRESSION
IMPRIMERIE GAGNÉ

   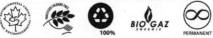
X379